El Fractalismo Científico

El código secreto del Universo para crear realidad

Carlos Alberto Rocca Noguerol

El Fractalista

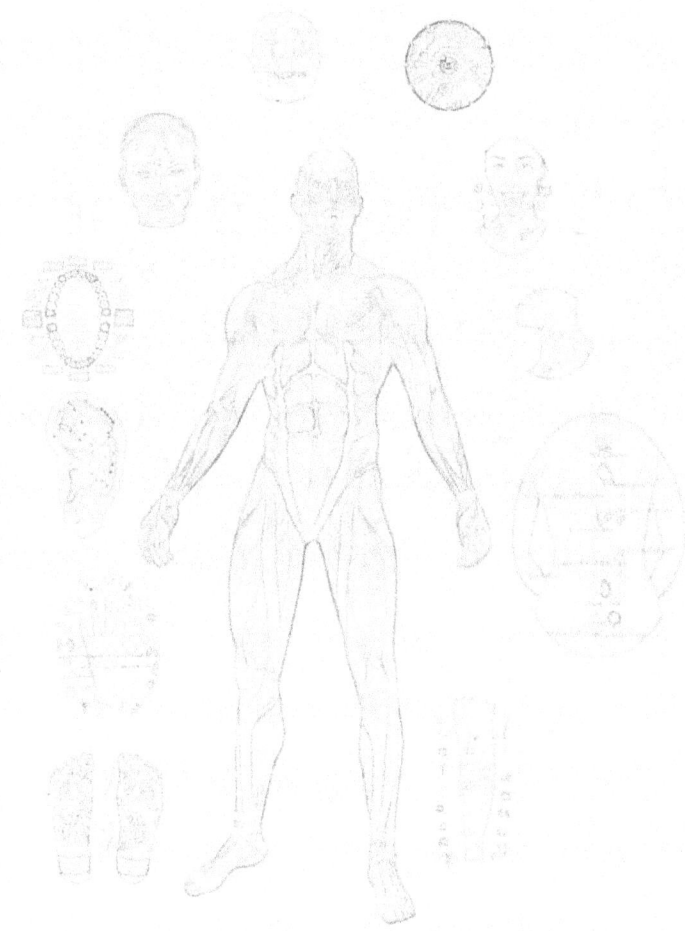

DEDICATORIA

E ste libro está dedicado a todos los científicos que aportaron sus conocimientos a la humanidad, pero no fueron reconocidos.

Asimismo, está dedicado a todos los profesionales que tuvieron la mente abierta, como el Doctor Manuel Sans Segarra, que no se conformó con lo aprendido, sino que amplió su conciencia para adquirir conocimientos.

Dicho conocimiento que me complace compartir en esta primera parte del libro.

Aclaró que esta primera parte está tomada de una de las muchas entrevistas suyas publicadas en Internet.

Quiero dejar claro que el libro en cuanto a su diseño, edición y maquetación, en algunos casos traducción, como diseño web, creación de contenidos en redes, ha sido creación mía, considerando que todo fue encaminado a ello.

Durante la concepción del libro entendí que el contenido debe ser considerado como una piedra preciosa que debe ser mantenida libre de energías negativas luego de ser limpiada energéticamente para poder ser utilizada posteriormente.

De la misma manera, nadie debe interferir con el contenido, ya que es un nuevo paradigma que muchos encontrarán difícil de aceptar o comprender.

Mucha gente ni siquiera sabe de la existencia del término crear realidad y su significado. Se espera que este libro ayude a despertar a las personas que puedan integrar este código en su ser.

Este paradigma es un código, y este código es para tener en

cuenta que nuestro andar y proceder en la vida debe ser coherente en consonancia con el principio de estar interconectados, el verdadero sentido de lo que representa la unidad.

Hasta el momento, este principio activo no existe en ningún estrato institucional dentro de las sociedades hasta el momento, por lo que se quiere conformar un grupo de masa crítica que esté a la altura en este tema.

La creación de nuestra propia realidad, hasta ahora nunca ha habido coherencia en este aspecto, parece que solo las sociedades secretas son conscientes de ello, por eso se empeñan en reprogramarnos cada día para evitar que despertemos y dejemos de depender de ellos, porque cuando una persona crea la realidad, ya no es víctima sino dueño de su grandeza.

Por esta responsabilidad y a quienes me abrieron el entendimiento dándome la luz con todo lo que aquí expongo, también merecen una dedicatoria y agradecimiento.

Estos son "mis 3 amados seres de luz que siempre me han acompañado, cumpliendo con mis pedidos, especialmente en el campo del conocimiento y desarrollo de la teoría sustentada en la práctica, indicando además que este libro ha sido elaborado en un contexto difícil, y que Me costó entender que toda situación, por más dura que sea, siempre ha tenido un propósito.

AGRADECIMIENTOS

Agradezco al Universo y a todos los que me pusieron en el camino para despertar y evolucionar.

De igual forma agradezco a la persona de Ana María Infante Castro, a quien considero una maestra, la conocí en el ámbito político, y luego por un tiempo fui parte de su vida.

Ella es la única persona hasta ahora que me valora de acuerdo con mis expectativas.

También, a mis dos queridas sobrinas Carina y Romina que estuvieron apoyando a la altura de las circunstancias.

Al Ingeniero José Vásquez, quien es el ejemplo de un ser empático, por permitirme estar en su entorno a pesar de las circunstancias.

También agradezco a mi madre Elsa que me ha seguido acompañando hasta el día de hoy.

A mis dos hijos, Giancarlo y Lea, quienes sin saberlo fueron parte de mi evolución personal.

Agradezco a la Federación para la Paz Universal, al Reverendo Trevor Jones y su esposa, la señora Faith, ya mi amigo Jaime Fernández, quienes me enseñaron lo que significa vivir para el bien de los demás.

También agradezco a Iolanda Oliveira de Brasil, por toda su colaboración

En general, estoy agradecido por todos los acontecimientos buenos y malos que me impulsaron a escribir este libro.

Carlos Rocca Noguerol

PRÓLOGO

De Carlos Rocca Noguerol

La Teoría del "Fractalismo Científico" una obra que contrasta con los paradigmas actuales del conocimiento humano, tanto científico como de sistemas de creencias.

Estimado lector, en esta primera parte de dos que contiene este libro, se comparte el conocimiento de un médico encontrado por casualidad en un video de un grupo de crecimiento espiritual.

Fue el vasto conocimiento de él lo que me motivó a considerarlo como una importante fuente de información en esta primera parte del libro.

Información que servirá de contraste con la teoría del Fractalismo Científico tratada en la segunda parte.

El propósito de esta teoría es demostrar que los resultados de las terapias a distancia son una prueba basada no solo en experimentos científicos basados en la física cuántica, sino que también se incluirán los principios fundamentales que rigen el universo.

Estos principios o 7 leyes abarcan toda la realidad de nuestra existencia, pero todos estos principios están plenamente identificados en nuestra realidad material, y en la naturaleza, salvo que el principio de correspondencia "como es arriba es abajo y como es abajo es arriba" aún no ha sido posible. atribuirle algún significado relevante en términos de su interpretación.

Uno de los tratados más importantes de este libro es el concepto de "Unidad", y el autor quiere dejar claro que este principio universal no está siendo considerado coherentemente dentro de los paradigmas actuales.

Como autor propongo utilizar otra concepción del concepto de unidad que proviene del principio de correspondencia, y como argumenté en párrafos anteriores, aún no se le ha atribuido una interpretación coherente hasta el momento y tiene que ver con la importancia de considerar que todo está interconectado con el universo.

La afirmación de que estamos interconectados con el universo no es solo un verso dicho por terapeutas y personas espiritualmente avanzadas, es un principio universal, y este libro ha sido escrito para probarlo.

La declaración principal de este principio es "Como es arriba, es abajo" y es a través de la Teoría del "Fractalismo científico" que explica cómo se relaciona el concepto de interconexión, con la relación fractal de interconexión de nuestro sistema neuronal.

Esta teoría sustenta y demuestra que estamos interconectados nos guste o no, este principio y sobre todo esta característica de la interconexión, como sociedad no somos consecuentes con esta afirmación.

Cuando hablamos de territorios, de competencias deportivas, cuando hablamos de sectas en las religiones, cuando hablamos de competencia laboral, cuando se percibe envidia, ¿no estamos percibiendo un panorama diferente al que representaría una sociedad unida? no hay tal percepción.

Es difícil hablar de unidad cuando hay diferencias en los mismos organismos tutelares, en las mismas organizaciones religiosas existe este problema, las etiquetas de sectas, las denominaciones, todo eso existe en nuestra sociedad porque las ideologías pertenecen a otra esfera, no a la de correspondencia que considera el principio de que estamos interconectados, pero proviene del principio de la ley del mentalismo donde se conciben las ideologías.

Asimismo, si hablamos de identidad de género, su discusión y tratamiento en las sociedades se desarrolla en el campo del mentalismo, no bajo el principio de género.

Las personas desde su nacimiento pertenecen a uno de los dos tipos de género. El concepto de género proviene del principio de generar y es la mujer quien genera la vida y no el hombre, aunque se sienta diferente.

Estos son algunos ejemplos de paradigmas que se están implementando en nuestras sociedades y vemos que lo que antes llamábamos malo ahora es discutible.

El Fractalismo Científico fue concebido hace 2 años para dar paso a la concepción de una nueva terapia, el "Biofractalismo Médico".

Dicha propuesta como teoría fue a través de la observación de la diversidad de Reflexologías existentes, todas tenían algo en común y era que partían de un holograma principal que son los órganos internos del cuerpo.

En conclusión, el Fractalismo Científico unió en una sola terapia todas las reflexologías existentes, y esta nueva terapia se llama Biofractalismo Médico.

Todo este principio será desarrollado en la segunda parte, no sin antes elaborar una primera, que como estrategia me ayude a darle a estos conceptos la vigencia que se merecen.

En esta primera parte se describe todo lo que el doctor Manuel Sans Segarra aprendió sobre la experiencia de la resurrección, encontrando relatos de pacientes que volvían a la vida en su estado de muerte clínica.

Estas experiencias lo llevaron a investigar otras ciencias, como la física cuántica, también indagó sobre las técnicas utilizadas por la cultura oriental como la meditación y sus beneficios, la parapsicología, y otras ciencias.

Se describe una amena narración, sobre los diferentes temas que le tocó investigar, obteniendo una amplia y amena información que brindará al lector una rica gama de información privilegiada, que le servirá como medio para enriquecer sus conocimientos.

La idea de presentar información actualizada sobre el avance del conocimiento científico en cuanto a todo lo relacionado con el universo, partículas, etc., además de la persistencia de invertir millones de dólares en investigación; con la contribución de este libro, las organizaciones financiadoras podrán prescindir de estos estudios y ahorrar millones de dólares en apoyar estudios que nunca probarán nada.

El propósito de la primera parte es dejar en claro que lo que se presenta en la segunda parte de este libro es una nueva teoría que aún no existe en los medios de información actualizados, razón por la cual no solo se está publicando una nueva teoría, sino también una nueva forma de demostrarlo, y es a través de una nueva terapia mal llamada alternativa por el grupo de poder que ha secuestrado a la educación en todos sus niveles, para acomodarla a sus intereses. Una teoría aún no concebida o desarrollada como tal, y que hace referencia al significado del concepto fractal.

Es un concepto que se desarrolla a partir de un holograma principal donde se separan partes similares con las mismas propiedades, pero en diferentes escalas de tamaño, tanto a mayor escala como a menor escala.

Y la tercera razón es porque el autor quiere homenajear a todos los profesionales en general que, como el doctor Manuel Sans, han tenido a bien ampliar sus conocimientos y sobre todo, ampliar su capacidad como ser multidimensional.

Respecto a este trabajo, el autor es una persona que se ha dedicado en los últimos años a lo holístico y cree que a través de la práctica y la observación tuvo una revelación que casualmente ha podido alinear coherentemente con lo que hace, que es la sanación a distancia.

Es en este aspecto donde hay más controversia, aunque en esta primera parte el doctor Sans menciona experimentos científicos que lo confirman.

Todavía hay personas que por falta de información desconocen estos descubrimientos, sobre todo el ego médico con un sistema que no trata las disfunciones, ni la etiología de las enfermedades, y menos determina las asociaciones de patógenos que provocan los procesos tumorales y las demás enfermedades crónicas.

Por eso, este trabajo está dedicado a todos aquellos que han aprendido de otras ramas de las diversas ciencias, que incluyen también las ciencias orientales como las hindúes y védicas, esperando que este trabajo sea también un legado para la humanidad.

Esta ciencia del Fractalismo Científico, espera ser reconocida por el lector, ya que el autor de este libro no pretende ni le interesa ser reconocido por el sistema de imposición de paradigmas en las sociedades, pero este conocimiento es para esa masa crítica que recibe" la información" que hará más coherente su vida y que puedan comprender que, "la configuración integral del ser humano es el mapa, para describir el universo en todas sus características.

PREFACIO

¿Qué es lo que más buscan las personas cuando tienen algún tipo de problema? Obviamente soluciones, y las quieren ya.

Actualmente en un mundo tan acelerado donde tenemos la tecnología al alcance de la mano, los autodidactas, por ejemplo, son los que encuentran soluciones en tutoriales online cuando tienen problemas en su ordenador o móvil.

Pero existen otros problemas que son de diferente naturaleza, como los del campo de la salud, donde la ciencia médica no puede encontrar el origen, siendo uno de sus términos idiopático que alude al desconocimiento de la causa.

En este último año, el mundo vivió una pandemia que nos arrebató a muchas personas, incluidos los mismos médicos que, por su condición deberían haber tenido las opciones de cura como gestores directos en el campo de la salud.

Un comentario oportuno sería en la línea de las consecuencias de esta pandemia, y es que "los médicos con sus medicamentos no han estado a la altura de las circunstancias".

Este problema de la pandemia es un problema que merecía una solución inmediata, no solo por la agresividad del ataque que nos tomó desprevenidos, sino porque ahora debemos prepararnos y buscar opciones de tratamiento confiables que dependerán de nuestra capacidad de investigación, ya que el consorcio farmacéutico se quedó sin opciones.

En cuanto a la efectividad de un tratamiento al nivel que se requiere para estos casos, en cuanto a insuficiencia respiratoria, es una crisis que yo viví, una crisis que provoca inflamación en todo el sistema circulatorio por las tormentas de Citoquinas que produce la glándula del sistema inmune el Timo.

El Timo, al ser atacado por el coronavirus, produce una disfunción en la glándula que los fármacos no pueden controlar ya que solo tratan los síntomas.

Lo que necesitan saber en este caso es que existen terapias que tratan las disfunciones, y saber también que aún no existe una técnica médica que lo logre, porque sus tratamientos se basan en fármacos y otros procesos invasivos, y cuando se acaban estas opciones llega la cirugía.

¿Existen terapias que puedan estar a la altura de este caso?

Muchas personas en países subdesarrollados como mi país Perú, hoy en día se encuentran en una posición de vulnerabilidad, ya sea por la ineficacia de la seguridad social, o por los escasos recursos económicos para buscar otra alternativa, ya sea en clínicas, o buscando la ayuda de otras

Terapias que no están siendo consideradas por la mayoría como opción, ya que existe un desconocimiento casi total sobre el tema.

En el caso de esta pandemia, los medios de comunicación con los voceros del Ministerio de Salud satanizaron el uso alternativo del dióxido de cloro que se popularizó en las redes sociales por su efectividad, por lo que es responsabilidad de cada ser humano sacar sus propias conclusiones, sobre la realidad sanitaria actual.

En cuanto a si existen terapias con efectos inmediatos, mencionaré una en particular.

"El Código Curativo, un Best Seller publicado en 2010, el doctor Ben Johnson menciona en la página 25, en la sección de prefacio, que el Código Curativo logró equilibrar el sistema nervioso autónomo en veinte minutos, una terapia efectiva que tuvo muy buenos resultados.

Pero en la página 28, menciona su clínica de cáncer y narra lo siguiente: Los virus son difíciles de tratar y usamos retrovirales aprobados por la FDA.

Autor: En este tratamiento del virus con retrovirales se sigue utilizando el mismo sistema farmacológico.

Asimismo, quiero comentar que "El Código Curativo" hizo un gran aporte al tratamiento del sistema nervioso, logrando estabilizarlo en veinte minutos.

En cuanto al tema de las patologías, los médicos, incluido el doctor Johnson, aún no están a la altura para manejar o dominar el tema de los patógenos como el coronavirus.

Esta pandemia los ha expuesto, y sin temor a equivocarse, el ego profesional les impedirá reconocer que han invertido 10 años de su vida en estudios para terminar resetando medicamentos.

Y lo digo con toda la autoridad que me respalda, porque si yo como terapeuta, puedo tratar el covid 19, logrando subir la saturación por debajo del 70%, al 96% en 30 minutos, entonces tengo razones suficientes para comunicarlo a través de este libro, y decirle al mundo que lo que la medicina alopática convencional puede y no puede hacer.

El Biofactalismo Cientifico, puede realizarse a distancia con el uso de tus frecuencias.

Si tienes sentimientos, entonces esta terapia es para tí y la posibilidad que lo aprendas dentro de la comunidad Fractalista.

Exste un grupo oligarca de poder en pro de sus intereses y esto no es nada nuevo para muchos.

¿Quiénes son ellos para llamar a lo bueno malo y a lo malo bueno?

¿No es esa una indicación profética en la Biblia?

¡Ay de los que llaman bien al mal!

y lo bueno lo malo

que puso tinieblas por luz

y luz para la oscuridad,

que ponen lo amargo por dulce

y dulce por amargo. (Isaías 5:20)

Hay muchas terapias alternativas, pero la terapia a la que me voy a referir aquí se basa en la teoría del "Fractalismo Científico".

El Biofractalismo Médico, del cual hablaré con mayor detalle en mi segundo libro, es una terapia nueva en cuanto a conocimiento y práctica, pero debo decir que está en la línea de otras terapias como la Acupuntura y el Biomagnetismo Médico, solo que la diferencia es que no utiliza agujas ni imanes. En el caso del Biomagnetismo, también se trabaja a nivel bioenergético como el

Biofractalismo Médico, pero este último trata las frecuencias desalineadas a nivel fractal.

La bondad de esta terapia radica en tratar los patógenos directamente sin medicamentos, imanes, dióxido de cloro o productos de consumo natural, en cambio, se utilizará el manejo de frecuencias a través del conocimiento del Fractalismo Científico.

Esta técnica promete unificar todas las teorías existentes, desde la incierta teoría del Big Bang de la cosmología ya desacreditada científicamente, como se explicará en la primera parte de este libro, y la física cuántica con sus diversas teorías, que incluye todo lo relacionado con la teoría de partículas, que buscan explicar el origen de la materia y del universo.

Para concienciar al lector de lo que propone el autor, se ha considerado en una primera parte exponer estudios científicos ya realizados, para dejar claro que esta nueva teoría, la del "Fractalismo Científico", nunca ha sido expuesta como tal por alguien.

Un aspecto importante que se desarrolla para que la humanidad sepa que somos parte del universo, no como seres individuales, sino como parte de su esencia interconectada.

Somos el ADN del Universo

Al comprender nuestra composición biológica, podemos comprender la composición del Universo. El ser humano es el manual, la guía, para entender el Universo, para llegar a esta conclusión debe entender lo que explica la teoría del "Fractalismo Científico".

Este conocimiento y su puesta en práctica es lo que se ofrecerá a todos los que estén dispuestos a desarrollar esta capacidad.

Curarse a sí mismos y curar a los demás tratando diversos males atribuidos a emociones desalineadas y patógenos, en especial todo tipo de Virus y sus variantes que son los más difíciles de manejar, como el virus que nos trajo esta pandemia.

Este libro está siendo escrito para ti y confío en que te darás cuenta de la importancia de construir una comunidad que tenga la capacidad de generar una masa crítica de obrar milagros, que es lo mismo que el principio de crear la realidad, pero con la aplicación de un código que tienes que integrar en tu conciencia y es estar siempre consciente de que estás interconectado con todo, especialmente con tu comunidad, el resto de las personas afuera que serán despertadas dependerán de tu testimonio, además de las declaraciones, oraciones y otras técnicas y ejercicios de integración, que hacen que esa masa crítica de personas pueda producir efectos en la sociedad.

La masa crítica es en sociología el número mínimo de personas necesarias para que se produzca un fenómeno específico. Así, el fenómeno adquiere una dinámica propia que le permite sostenerse y crecer.

Como humanidad necesitamos la unidad, comenzando a formar una masa crítica de personas que despierten en los demás pueblos un gran potencial atrofiado, una masa crítica de personas que dejarán de ser víctimas de un sistema manipulador, sino dueños de su propia realidad, que ha sido ocultado deliberadamente para evitar un gran despertar.

El transhumanismo es un proyecto inhumano dentro de la agenda

2030 y el conocimiento que aporta este libro puede ser el último esfuerzo de la divinidad para ayudar a los seres humanos a resolver sus propios problemas y neutralizar lo que está por venir.

En este último tiempo donde arrecia el mal, hay mucha ayuda que se manifiesta de muchas maneras y es a través de nuestros guías espirituales que son operadores celestiales o dimensionales que nos asisten a pesar de nuestra incapacidad de discernir, pues este libro puede ser una herramienta para ayudar a las personas a comprender su verdadera identidad, considerando la tremenda influencia que tienen sobre nosotros los mecanismos de control mental existentes, los cuales tienen el propósito de programar el colectivo social a nivel mundial.

Este libro es una excelente guía para considerar, no solo en el tema de la salud, sino también en otras áreas como la economía dependiente, donde percibes que eres víctima de explotación, pues con este conocimiento podrás dejar de ser víctima de las circunstancias, entendiendo que eres parte del universo con la capacidad de crear tu propia realidad.

Pero tendrás que empezar por entenderlo primero, y luego a través de esta comunidad, motivarte a desarrollar una especie de poder oculto y desconocido que te ayudará a elevar tu nivel de conciencia y así poder motivarte y aprender paso a paso todo lo relacionado a la creación de su propia realidad.

La comunidad de Fractalistas tendrá que sustentarce en el principio de la unidad que colaborará en la formación integral del cuerpo, todos somos parte del cuerpo, cada uno como un fractal, tenemos las mismas capacidades y propiedades que todos.

Hay personas que desarrollaron sus capacidades primero que otros, por lo que cada uno puede tener una misión dentro del cuerpo, especialmente los médiums, psíquicos y consteladores que con el tiempo serán financiados por la misma comunidad, porque la abundancia de unos suplirá la necesidad de otros y tengan la libertad y disposición para estar al servicio de la comunidad, estos terapeutas podrán trabajar en el campo de los bloqueos, que impiden al iniciado crear su propia realidad, esta es la propuesta de esta comunidad de fractalistas cuyo propósito está bien definido para despegarnos de esta matriz que nos tiene esclavizados por no estar en unidad.

Puedes compartir la información sobre el contenido del libro:

Esta página web gratuita es usada como estrategía para que no aparezca en los motores de busquedad de google, ya que solo se va considerar a las personas que la cobertura angelical traiga a la comunidad.

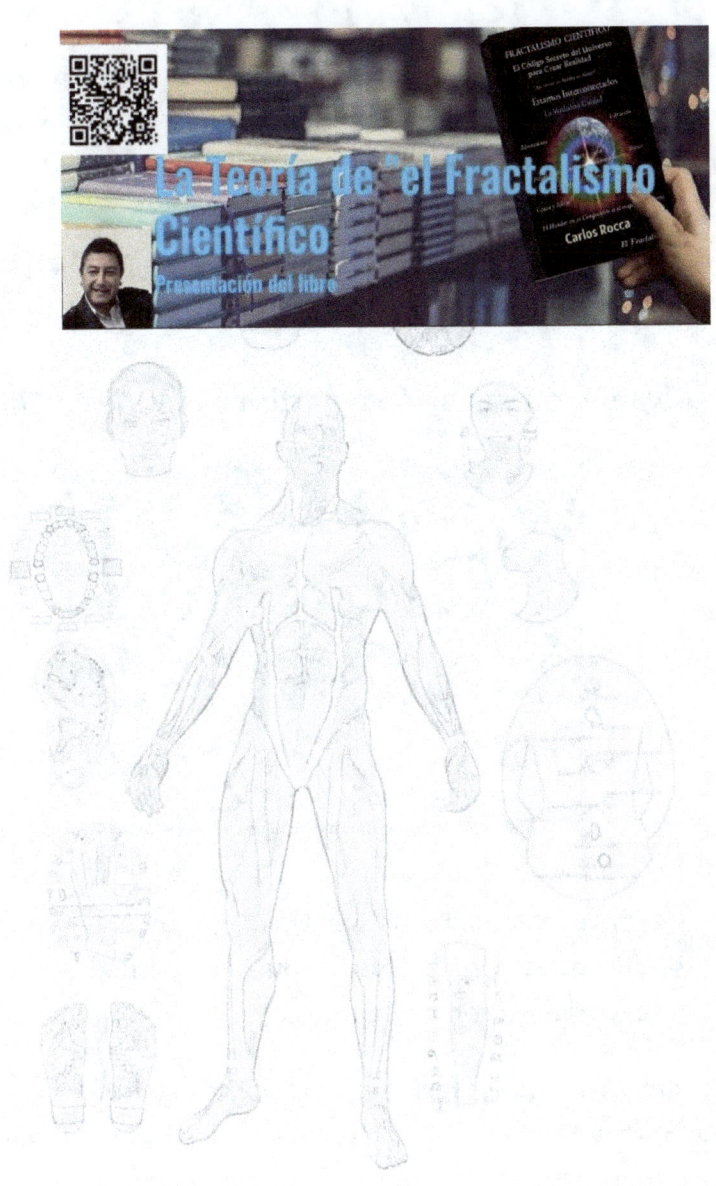

La Teoría de "el Fractalismo Científico

Presentación del libro

CAPÍTULO 1

Narrativa de Investigación a partir de la Muerte Clínica

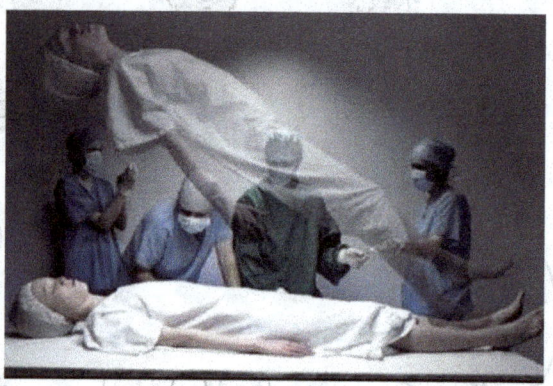

El doctor Manuel Sans Segarra como cirujano comienza a interesarse por la vida después de la muerte, tras una experiencia con un paciente.

En una entrevista que le hicieron, comenzó a explicar las distintas facetas que le tocó vivir tras investigar a fondo este fenómeno que como médico le llamó mucho la atención.

A partir de esa experiencia se ha dedicado a investigar todo a raíz de un paciente que acudió a urgencias con una situación grave al que se le diagnosticó muerte clínica con paro cardíaco y respiratorio, sin reflejos, sin actividad mental, utilizando mecanismos de recuperación para salvar al paciente.

En el postoperatorio, cosa que no era habitual en él, el paciente le abordó queriendo transmitirle la vivencia que había tenido durante el tiempo que había estado en situación de muerte clínica.

Entonces el paciente le contó su experiencia cercana a la muerte, fue la primera vez que el doctor Sans tuvo contacto con este fenómeno.

Cuenta en la entrevista: La verdad es que me interesó esta experiencia de volver a la vida después de la muerte clínica y a partir de aquel momento empecé sobre todo a documentarme, revise mucha bibliografías, revistas médicas, libros de auto ayuda, hablé con expertos en materias que no conocía, Neurofisiólogo, Psiquiatras, Psicólogos, incluso después finalmente contacté con físicos teóricos para buscar un soporte, una base en física cuántica que también me podría ayudar a entender este fenómeno. Fue a partir de ese momento que comencé a buscar y ampliar mis conocimientos y buscar una justificación, lo más científica, lo más lógica y con mayor soporte objetivo, para poder explicarme este fenómeno que me interesa tanto.

Los seres humanos siempre nos hacemos una serie de preguntas existenciales, desde que tiene capacidad inteligente y las que tiene más peso específico es precisamente sobre la muerte. ¿Qué significado tiene la muerte en nuestra vida? y sobre todo ¿si la muerte es el fin de nuestra existencia? o ¿hay una existencia que perdura después de la muerte física?

Y precisamente, en una serie de pruebas objetivas que hoy día nos permiten afirmar que después de la muerte física, nuestra existencia continúa evidentemente; continúa en otra dimensión energética, en lo que actualmente se conoce como un universo paralelo donde se mueve en otras dimensiones.

Y lo que nos explica precisamente la posibilidad de esta continuidad de nuestra existencia no es un método científico. Si no que, hemos de recurrir a otra disciplina y la física cuántica, la dinámica cuántica, realmente sí, que nos aporta unos valores que nos permiten explicar varios de estos fenómenos que nos cuentan los pacientes con experiencias cercanas a la muerte. Y que nos permiten, dar unas ciertas bases científicas sobre esta realidad de nuestra continuidad, en nuestra existencia después de la muerte física, evidentemente nos falta mucho por saber; pero sí que nos da un soporte y una ayuda para comprender lo que no nos da el método científico.

Recordemos que el método científico antropológicamente considera al ser humano como un cuerpo que es materia y mente con todas sus actividades mentales como son: sentimientos, pensamientos, emociones, conciencia, memoria, todas estas actividades mentales, que no tienen una base material, sino que son anímicas.

El método científico, las considera como un epifenómeno, es decir que es una consecuencia de la actividad metabólica de la materia concretamente del cerebro.

Entonces, si toda nuestra actividad mental depende de la actividad metabólica neuronal, enseguida nos surge una frase que todos conocemos, que es pienso luego existo, eso quiere decir, que, en el momento que ha dejado de pensar con la muerte física, que precisamente como médicos diagnosticamos la muerte, por muerte cerebral, dejo de pensar por lo tanto dejó de existir.

21

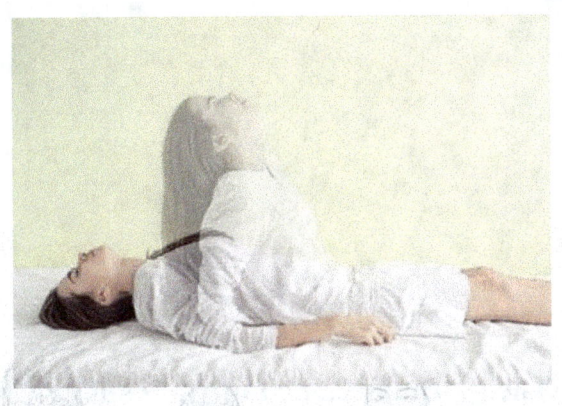

El método científico nos conduce indiscutiblemente hacía esta respuesta, la muerte física supone un fin de nuestra existencia, entonces uno tiene cuestionamientos en torno al tema, estos fenómenos que estamos viendo en estos pacientes y cómo son las experiencias cercanas a la muerte y otros fenómenos trascendentes como son la telepatía, la clarividencia, la precognición, las vivencias místicas, la parakinesia, la psicokinesis, la reencarnación, todos estos fenómenos anímicos, que tienen relación con algo después de la muerte, si el método científico no lo explica, debemos de buscar soporte en otra disciplina.

CAPÍTULO 2

Física o Dinámica cuántica y sus principios fundamentales

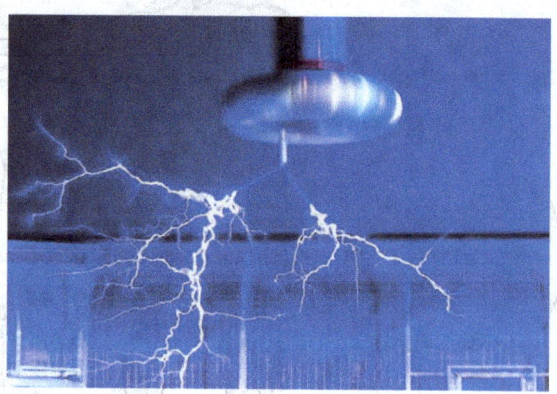

La física o la dinámica cuánticas con sus principios fundamentales, sí que nos explican en gran parte todos estos fenómenos que los métodos científicos no explican, por esto yo recurrí al soporte y a la ayuda de la física cuántica sobre todo con los expertos que son los físicos teóricos.

Los principios fundamentales de la física cuántica que me compartieron estos físicos teóricos fueron en primer lugar, que todos estos principios son ciertos, porque están sustentados en el laboratorio matemáticamente, es decir hay evidencia.

En segundo lugar, fue posible tener ese conocimiento, después de que se conoció la estructura del átomo, este descubrimiento lo proporcionó Rutherford, (físico neozelandés que logró clasificar las partículas radiactivas en alfa, beta y gamma).

Él nos demostró la estructura del átomo que sabemos que está formado por un núcleo con carga positiva, los protones y neutrones y electrones con carga negativa que giran en unas órbitas alrededor del núcleo, a partir de aquí, se conocieron los principios fundamentales de la física cuántica.

El primero lo proporcionó el físico Louis-Victor de Broglie, el observó que la física cuántica nos demuestra ante todo que el elemento estructural básico del universo no es la materia, sino que es la energía, todo es energía.

La energía tiene dos propiedades fundamentales.

La primera propiedad es que, ni se crea ni se destruyen y la otra es que solo se transforman.

Y, en segundo lugar, que la energía está en continuo estado vibratorio y se propaga en ondas electromagnéticas con una amplitud, es decir frecuencia y una altura, es decir una intensidad.

Con estos principios Louis-Victor de Broglie, nos demostró que la energía se podía presentar, como energía, es decir como onda electromagnética, pero también como partícula, es decir como materia.

Esto quiere decir que, se mueve entre los dos extremos, materia, energía, partícula y onda, pero en realidad estos dos extremos, tienen cómo base lo mismo, que es la energía.

Este es el primer principio, que la energía se puede presentar como materia y como energía, como partícula y como onda.

El segundo principio lo demostró, Max Born premio nobel de física teórica en 1954, con el clásico experimento de la doble ranura, demostró que un flujo de electrones cuando los hacía pasar por la doble ranura se manifestaba en la pantalla como ondas electromagnéticas.

Esto ya lo había demostrado Louis-Victor de Broglie, pero Max Born vio que, si los observaba, es decir, si intervenía una conciencia inteligente, estas ondas se transforman entonces en partículas y es que, en la pantalla se manifestaban su reflejo como partículas.

Esto demuestra y confirma la teoría de Louis-Victor de Broglie, la dualidad de partícula y energía, pero que la consciencia inteligente, es capaz de transformar la energía en partícula, es decir la energía en materia, esto se llama *"colapsar la energía"*.

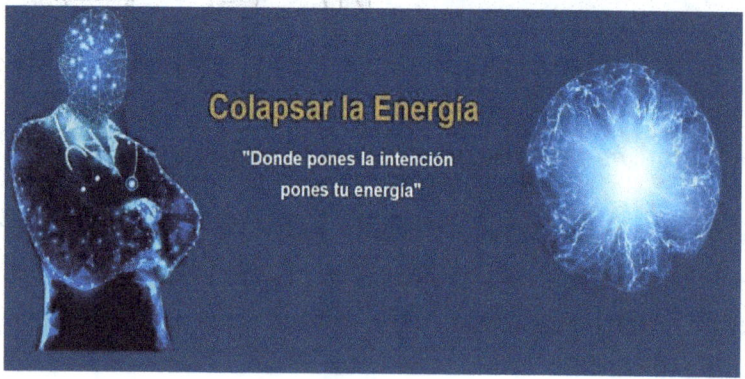

CAPÍTULO 3

Somos Científicamente Seres Cocreadores

Principio de Mentalismo (Kybalión)

"Todo es mente; el universo es mental, El Todo es el conjunto totalizador, Nada hay fuera del Todo"

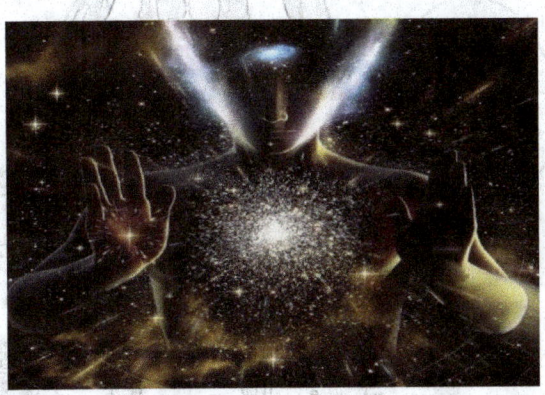

Nuestra inteligencia es capaz de "colapsar la energía en materia", por lo tanto, ya no somos simples observadores del universo, como dice un método científico.

El método científico convencional nos dice que, el ser humano es un observador del universo, que todo depende de las leyes naturales ya establecidas y que nosotros no podemos modificar.

Ya sabemos por ejemplo que en el universo hay cuatro fuerzas fundamentales: la fuerza gravitatoria, la electromagnética, la nuclear fuerte, la nuclear débil, nosotros no podemos modificar esto, por lo tanto, somos simples observadores, condiciona un gran determinismo.

La mecánica cuántica dice que no..., que nosotros podemos transformar la energía en materia, con nuestra inteligencia, nuestra conciencia inteligente, por lo tanto, somos cocreadores del universo.

El determinismo no es cierto - es falso, somos cocreadores, esto hace siglos que ya lo dijo la filosofía oriental.

La filosofía oriental y ya nos decía, que todo lo que nos rodea, lo creamos nosotros, que es una ilusión, un estado que ellos lo definen como MAYA, porque todo lo que vemos material es de energía que nosotros lo colapsamos, por lo tanto, es una ilusión lo que vemos, es MAYA (ilusión), es decir, es el segundo principio de la física de la dinámica cuántica.

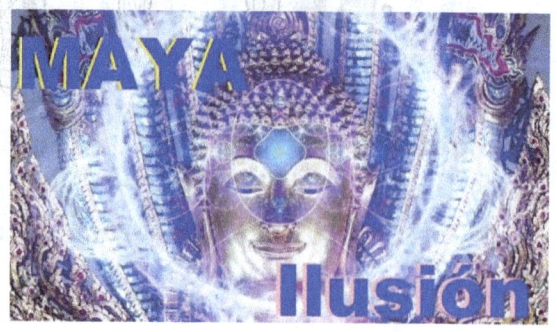

CAPÍTULO 4

Principio de Vibración (Kybalión)

Nada está inmóvil; todo se mueve; todo vibra.

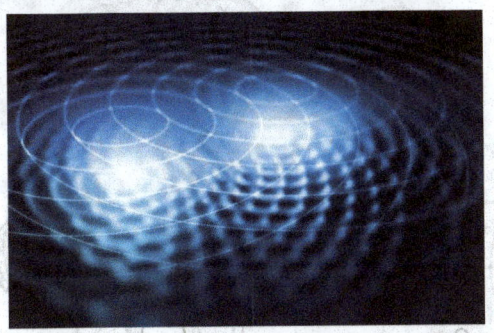

El tercer principio lo describió Werner Heisenberg 1925, premio nobel también. El demostró que sí la energía está continuamente en movimiento en un estado vibratorio, es imposible en un momento determinado saber dónde está el electrón y qué velocidad tiene, es el principio de incertidumbre, de indeterminación, esto elimina el principio de localidad del método científico.

Para el método científico sostiene, todo real está fijo, se puede definir con parámetros, eso para la física cuántica es mentira, la energía está continuamente moviéndose, y nunca podemos saber ni dónde está el electrón ni qué velocidad, es el principio de incerteza de indeterminación.

Transferencia de la información

Entrelazamiento Cuántico

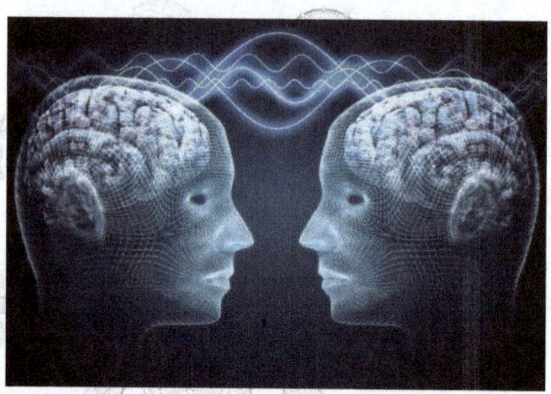

E l cuarto principio de la física cuántica es el principio de entrelazamiento cuántico, quiere decir que hay una transferencia de información independientemente del espacio y del tiempo.

Esto lo estudió Rossell y Einstein lo estudio Born y lo estudió también Jhon S. Bell todos los premios Nobel extraordinarios todos, cogieron un flujo de electrones relacionados y separaron la mitad, una mitad la dejaron en el laboratorio y la otra mitad la colocaron a la distancia, (la distancia puede ser el otro lado del planeta, eso no limita nada).

Entonces se modifica el grupo que estaba en el laboratorio, y se pudo observar con gran sorpresa, que, en el mismo momento, en el instante que se modifica el colectivo de electrones de laboratorio, los que estaban a la distancia presentaban exactamente la misma modificación, había una transferencia de información, independientemente del espacio y del tiempo.

Esto nos explica una cosa muy importante de las experiencias cercanas a la muerte.

¿Cuál es?, ¿qué es?, que un enfermo que lo tenemos muerto en sala, que se está reanimando médicamente, intentando recuperarlo con masaje cardíacos, punción Intracardiaca, con la acción de un desfibrilador, ventilado mecánicamente, administrando medicamentos, fármacos, sangre, etcétera, que se mantiene allí muerto, es capaz de contarme una vez saliendo de su estado de muerte, como en aquellos momentos podía describir lo que está pasando a distancia.

A mí me contaban lo que estaba pasando en un servicio de urgencias a distancia, y hay casos en una biografía mundial peculiar de enfermos que se estaban reanimando en Estados Unidos, que contaban exactamente lo que estaban pasando al otro lado del mundo con toda clase de detalles que, para poderlo hacer de alguna manera hubo una situación visual que lo pudo detectar, de allí porque esto se explica con esta transferencia de información independientemente del espacio y de tiempo demostrado científicamente.

Y el último principio importante es que los parámetros que usamos con los métodos científicos, algunos de ellos cambian totalmente, por ejemplo "tiempo", el tiempo con los métodos científicos es lineal hay pasado, presente y futuro.

En cambio, con la dinámica cuántica, el tiempo de esto ya habló Einstein, lo demostró fundamentalmente Stephen Hopkins que hace poco falleció en el 2018, demostró que el tiempo en dinámica cuántica, no es lineal, sino que es circular. ¿Qué quiere decir un tiempo circular?, quiere decir que, en dinámica cuántica solo hay presente, solo hay un momento actual, solo existe el ahora.

En mecánica cuántica la eternidad, no es ni más ni menos que, la ausencia de pasado y la ausencia de futuro, esto nos demuestra, otro de los aspectos fundamentales de las experiencias cercanas a la muerte.

La experiencia cercana a la muerte con todos estos datos vemos que, cuando al paciente lo tenemos clínicamente muerto, hay una energía que nosotros no podemos detectar, una energía sutil, que tiene continuidad fuera del cerebro, y que está energía sutil como energía, aparte de que tiene la capacidad de la transferencia de información como hemos dicho, es eterna, es decir, que nos explica que perdura eternamente, que vive siempre el momento actual, el presente, no hay ni pasado ni futuro, esta energía, después de la muerte física, sale del cuerpo y perdura eternamente, es decir que hay una continuidad de nuestra existencia, independientemente del espacio y de tiempo, y que perdurará siempre.

Es decir que nos demuestra que, lo que apunta el método científico que la muerte física supone el fin de nuestra existencia, con la física un método científico convencional, es cierto, pero en el momento que aplicamos la dinámica cuántica, entonces sí que nos demuestra que hay una energía que perdura eternamente, por lo tanto, continúa nuestra existencia después de la muerte física.

Entonces de esto se desprende dos tipos de física: la física de un método científico que es una física que es materialista, realista, objetiva, y causalista porque tiene siempre una causa

31

efecto, qué es la que nosotros vemos y podemos tocar que son los objetos, y existe otra física que corresponde a la dinámica cuántica, qué es subjetiva, no vemos las partículas, se mueven en la probabilidad, no en la causalidad, porque ahora es partícula, ahora es onda, y que es totalmente subjetiva, no realista.

Es verdad que hay dos físicas que son incompatibles, es tan importante al principio está incompatibilidad, que un método científico dijo qué, el método científico que se preocupa de las leyes de la naturaleza y del mundo materialista, no puede explicar, las actividades de la mente, porque no tienen sustrato material y los mismos científicos de aquella época dijeron, dejemos la mente a otras disciplinas, a la filosofía, a la religión, a la metafísica, es decir, que el método científico establece un abismo una separación entre ciencia y conciencia espiritualidad, entre materia y espíritu, y este abismo esta separación, la destruye, demuestra que no es cierta la mecánica cuántica.

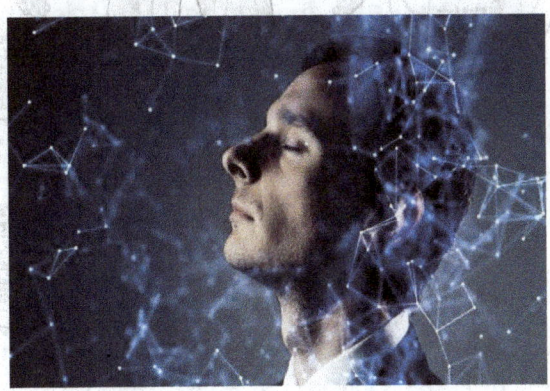

Curación a Distancia

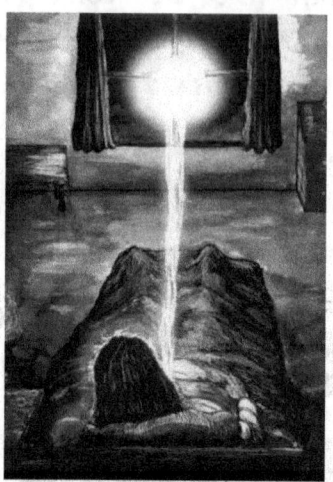

Pruebas Científicas sobre Curación a Distancia

Mientras que muchas personas todavía se preguntan si la sanación a distancia es una superstición, numerosas investigaciones científicas ya han demostrado unos resultados bastante positivos sobre este tema.

Achterberg y col (2005) han realizado un estudio para investigar si se producía algún tipo de interconexión entre el envío de un pensamiento sanador y la recepción de este por un paciente.

En este estudio, utilizando la tecnología de resonancia magnética funcional (RMNf), se demostró que la intencionalidad distante (ID), definida como el envío de pensamientos a distancia, está correlacionada con una activación de ciertas funciones cerebrales en los receptores.

Once curanderos que supuestamente podían conectar o curar a distancia fueron reclutados de la isla de Hawái, cada curandero seleccionó a una persona con la que sentía una conexión especial como receptor de la ID.

El receptor fue colocado en el escáner de RMNf y aislado de todas las formas de contacto sensorial del curandero. Los curanderos enviaron formas de ID que se relacionaban con sus propias prácticas de curación en intervalos aleatorios de 2 minutos que eran desconocidos para el destinatario.

Se encontraron diferencias significativas entre los procedimientos experimentales (SEND) y control (no SEND) ($p = 0,000127$). Las áreas activadas durante los procedimientos experimentales incluyeron el área cingulada anterior y media, el precuneus, y el área frontal.

Se concluyó que las instrucciones a un curandero para hacer una conexión intencional con una persona aislada sensorialmente pueden correlacionarse con los cambios en la función cerebral de ese individuo.

En los últimos años, varios ensayos clínicos han evaluado los efectos de la curación distante.

La pregunta básica planteada por estos estudios era sí una intención distante positiva podría estar relacionada con algún resultado en una persona destinataria. Se han detectado 11 estudios con 576 sesiones y diseño casi idéntico, llevados a cabo en tres continentes distintos. Los parámetros del estudio fueron extraídos y combinados con un modelo de efectos aleatorios.

La hipótesis del efecto positivo de intenciones benévolas fue apoyada por los resultados obtenidos. Además de una sensación subjetiva por parte de los pacientes, en dos de los estudios se utilizó la determinación de la actividad electrodérmica con resultados idénticos.

Se concluye que especialmente el aspecto intencional común puede ser responsable de estos hallazgos poco ortodoxos. Estos hallazgos pueden tener implicaciones para la investigación de sanación distante y el cuidado de la salud, así como para el desempeño de la meditación.

Algunos relacionan estos hechos con algunos de los hallazgos conocidos desde hace décadas por los físicos teóricos, un fenómeno que el mismísimo Einstein calificó de "escalofriante acción a distancia" y que hoy se conoce como entrelazamiento cuántico.

De acuerdo con el análisis estándar del entrelazamiento cuántico, dos fotones (partículas de luz) que nacen de una misma fuente coherente estarán entrelazados; es decir, ambas partículas serán la superposición de dos estados de dos partículas que no se pueden expresar como el producto de estados respectivos de una partícula.

En otras palabras: lo que le ocurra a uno de los dos fotones influirá de forma instantánea a lo que le ocurra al otro, dado que sus distribuciones de probabilidad están indisolublemente ligadas con la dinámica de ambas. Este hecho, que parece burlar el sentido común, ha sido comprobado experimentalmente, e incluso se ha conseguido el entrelazamiento triple, en el cual se entrelazan tres fotones.

Un pensamiento sanador, como cualquier otro pensamiento, refleja una actividad neuronal, caracterizada por una señal electromagnética (una onda) de muy baja frecuencia, del orden de unos pocos hercios.

Toda onda se caracteriza por su dualidad partícula-onda, partículas que, en el caso de los seres vivos se denominan biofotones.

Durante un pensamiento sanador, se generan pares de biofotones entrelazados, que pueden estar distantes millones de kilómetros ya que matemáticamente los físicos han llegado a la conclusión de que la información contenida en un biofotón llega instantáneamente al fotón con el que está entrelazado.

Hay otros ejemplos de casos en los que dos o varios sistemas próximos experimentan un entrelazamiento cuántico y se sincronizan entre sí. Por ejemplo, si se colocan dos relojes de péndulo uno cerca del otro e inicialmente están desfasados, al cabo de un cierto tiempo, los relojes se sincronizan y marchan al unísono.

Otro ejemplo, algo más misterioso, es lo que ocurre en los dormitorios de los colegios femeninos o en las residencias universitarias.

Al comienzo, los ciclos menstruales de las señoritas son completamente dispares, pero al cabo de unos meses, se sincronizan unos con otros con un margen de un par de días.

De igual manera, si se utilizan las frecuencias de un hígado sano o de un potente sistema inmune y se transmiten a un cuerpo en el que estos sistemas están enfermos, en unos pocos días gracias a entrelazamiento cuántico las frecuencias del organismo enfermo recuperan la normalidad.

Las máquinas radiónicas, y en particular las máquinas de

Rife cuando funcionan a distancia, están basadas en este mecanismo cuántico.

Algunas de las máquinas de Rife comerciales están preparadas para funcionar en modo contacto (las frecuencias generadas son transmitidas por electrodos en contacto con la piel del paciente) o en modo remoto.

Para ello, se coloca una muestra de tejido del paciente (sangre, saliva, uñas, etc.) que debe contener el ADN que, al ser una doble hélice, actúa como una antena de las llamadas ondas escalares u ondas Tesla.

Para transmitir estas ondas, se ha desarrollado un dispositivo que, esencialmente consta de una bobina plana doble con un potente imán de neodimio.

La hipótesis manejada por los expertos en radiónica es que las frecuencias emitidas por el DNA de una muestra pueden ser recibidas por el DNA del sujeto de forma instantánea. Si estas frecuencias son sanadoras, el sujeto experimentará la sanación.

El Fractalista: Las evidencias y estudios aquí presentados en torno a la curación a distancia o entrelazamiento cuántico, no consideran lo que el Fractalismo Científico de mi autoría presenta que es, que el ser humano es el modelo por seguir para entender todos estos principios.

El Fractalismo Científico, sostiene que la red neuronal de nuestro sistema nervioso que tiene la capacidad de transmitir información dentro del cuerpo a través de los impulsos eléctricos.

Así mismo sostiene que la curación a distancia se realiza bajo el mismo principio que tiene nuestro sistema nervioso, que es el de transmitir información a través de nuestra red neuronal.

Hasta hoy no sabíamos que nuestra red neuronal se podía conectar a la red del universo o la "Red de Indra" como la llamaban los Vedas, que vendría a ser un fractal en mayor escala de nuestra red neuronal, y es a través de esta red que un terapeuta puede conectarse a la mente supra consciente de otra persona.

Este aspecto se desarrollará con mayor amplitud en la segunda parte del libro.

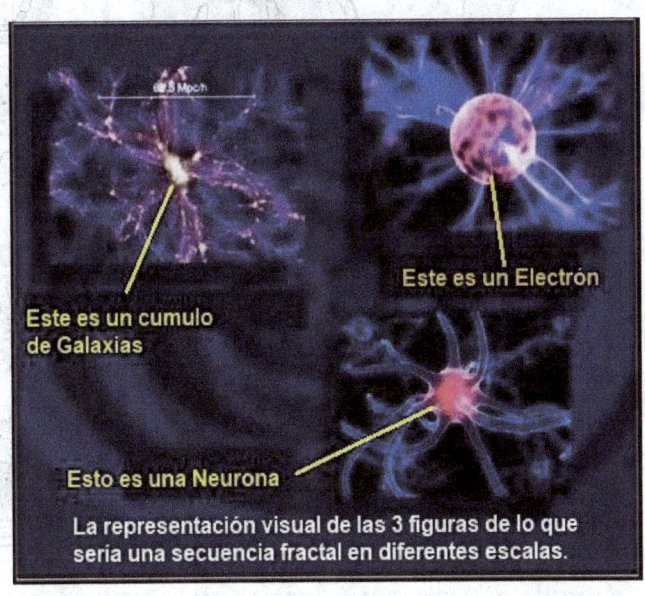

Este es un Electrón

Este es un cumulo de Galaxias

Esto es una Neurona

La representación visual de las 3 figuras de lo que seria una secuencia fractal en diferentes escalas.

La Supra Conciencia

Bajo el Principio de Mentalismo (Kybalión)
"El Todo es mente; el Universo es Mental"

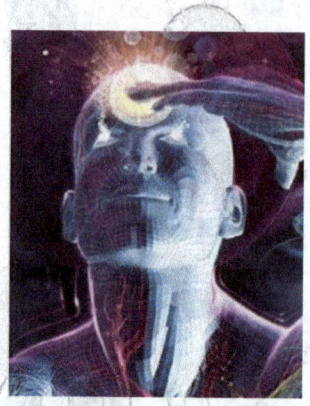

El símil que hay entre lo que dice un método científico, materia espíritu, el símil lo tenemos en partícula onda.

Hemos dicho que nuestro cuerpo está formado de energía, pero la materia, que es energía de baja frecuencia, es la partícula.

Pero tenemos una conciencia no local que es una energía sutil que es onda pura, y en relación nuestra actividad mental, la física cuántica nos dice que es energía pura, es decir que lo que dice el método científico materia y mente, nos demuestra que es cierto la dinámica cuántica con la dualidad de partícula materia, onda, energía, pensamientos, conciencia, recuerdos, es energía, son ondas electromagnéticas, "esta conciencia o supraconciencia" que tenemos que tiene continuidad después de la muerte es energía, son ondas electromagnéticas.

Mirar si es cierto, que la física cuántica, nos elimina este abismo que había establecido el método científico entre materia y espíritu, entre ciencia y espiritualidad, que hoy día el 30% del PIB mundial, se fundamenta totalmente en la física cuántica, telefonía, televisión, informática, aparatos médicos, el escáner, tomografía computarizada, resonancia magnética, la tomografía por emisión de positrones, todo esto se fundamentan en la mecánica cuántica. La mecánica cuántica y métodos científicos son dos métodos que se complementan perfectamente y explicamos perfectamente la materia, y la naturaleza las leyes naturales y explicamos perfectamente la dinámica de las partículas subatómicas.

Una explica de una manera y el otro de otra y no son antagónicos, sino que son lo mismo, porque la mecánica cuántica nos demuestra que, esto qué es energía que es un elemento estructural básico, puede comportarse como materia, entonces sigue las leyes del método científico, o como energía, como onda, y sigue entonces los principios de la mecánica cuántica, entonces vemos que se complementan.

Es cierto que todo esto de la energía es un poco abstracto para entender, pero si nos enfocamos en los órganos, estos están hechos por tejidos, los tejidos están hechos por células, las células están hechas por moléculas, las moléculas están hechas por átomos y si tu coges estos átomos y los pones en un acelerador de partículas qué contienen electroimanes potentísimos circulares, que aceleran de una manera extraordinaria las partículas subatómicas, próximas hasta la luz, y cuando chocan entre sí y entonces llegamos a las partículas elementales los Quarks.

¿Qué hay detrás de los Quarks?, fotón ¿y que es un fotón?, luz energía, eres energía, somos todos esa energía.

Por lo tanto, no puede haber una incompatibilidad, el método científico está estudiando la energía en una situación de baja frecuencia que se manifiesta como partículas, como materia y la física cuántica está estudiando la energía en un alto grado de vibración y entonces se comporta como onda electromagnética.

Pero es lo mismo todo, lo que dijo Louis-Victor de Broglie, son los dos extremos de una misma cosa "la energía".

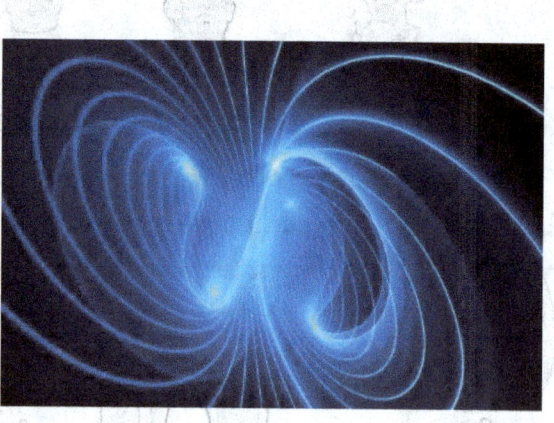

Todo lo Sólido es vacío

Entonces me dijo también el físico teórico, estás muy equivocado digo, por lo que estoy viendo, estoy tremendamente equivocado, dices esto que tocas es sólido es vacío, ¿Como que es vacío?, sí, todo lo sólido es vacío, y te lo voy a demostrar.

Tu cuerpo, por ejemplo, está hecho de átomos, imagina por un momento que uno de tus átomos, su núcleo es del tamaño de una pelota de golf, y lo colocas en el centro de una cancha de fútbol, y te pregunto, ¿sabes dónde están girando los electrones?

Imagina que están girando en la última fila del público y mucho más lejos hay espacios enormes, en el movimiento de partículas subatómicas una onda electromagnética de alta frecuencia puede atravesar perfectamente estos espacios, esto explica perfectamente lo que hacemos casi los pacientes. hablar de experiencias de muerte.

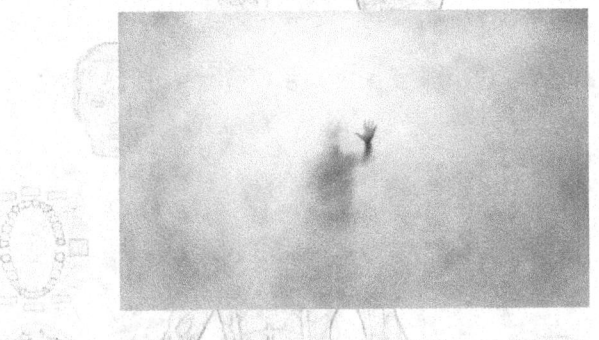

A mí un enfermo me dijo que intentó comunicarse conmigo, vino a tocarme y pasó a través mío, pasan a través de las paredes, de estructuras sólidas, porque son ondas, es una energía sutil que pasa a través de los espacios de las partículas subatómicas.

Esto, no nos lo puede explicar nunca el método científico, ni nos puede explicar nunca la transferencia de información como hemos dicho antes, ni nos puede explicar nunca que pase a través de una estructura sólida, es decir que algo pase a través de una pared, en cambio, sí que lo explica perfectamente la dinámica cuántica, porque está en un estado de onda de energía de alta frecuencia y en estos momentos puede pasar a través de las partículas, es decir que todo lo sólido, está vacío.

CAPÍTULO 5

Dios, ¿Qué es para la Física Cuántica?

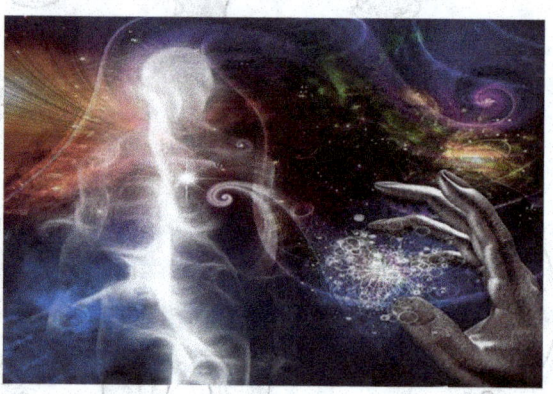

Nosotros estamos perfectamente unidos a todo el universo, estamos amorosamente unidos al universo, todo el universo está interconectado, nosotros somos polvo de estrellas.

¿Cuándo se originó el universo?, hace trece mil setecientos millones de años se originó el universo. Hay varias teorías, pero hay dos teorías fundamentales son la creacionista y la que se originó la materialista por el azar y después en la aparición de la vida a la evolución las teorías Darwiniana y del Neodarwinismo que se complementa con la teoría genética de Gregor Mendel. Actualmente la más aceptada es la creacionista, que su narrativa se encuentra en el antiguo testamento en el Génesis.

Que quiere decir esto, que hace trece mil setecientos millones de años, hubo un momento, que hubo en un punto, una concentración de energía enorme, esta energía en lo que definimos como Big Bang, una explosión, se colapsó, es decir se transformó la energía en materia, allí se originaron las galaxias.

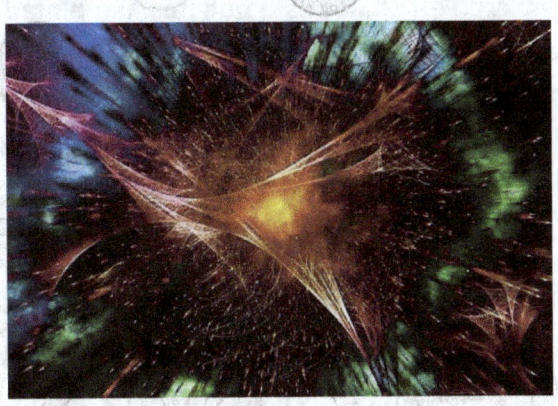

Pero ya hemos dicho, que para que se produzca el colapso de energía a materia ¿que se necesita?, una conciencia inteligente, una energía cuántica universal, una inteligencia primera, una conciencia primigenia, tuvo que ver una inteligencia primera que colapsará la energía que creara en aquel momento el Big Bang que pasara aquel momento a ser un universo material.

El tiempo de Planck, son tiempos fuera de nuestra concepción interactiva, en estos tiempos primero hubo inflación, una extensión enorme después del big bang y luego el universo comenzó a expandirse, actualmente sigue expandiéndose, esto lo demostró Edwin Hubble, ¿cómo lo hizo?

En california en 1929, tenía un telescopio potente que pudo comprobar que las galaxias se estaban separando y la velocidad de separación es tanto más intensa cuanto más lejano está la galaxia, si usted tira marcha atrás, hay una coincidencia exacta, todo se une en un punto, que fue el que correspondió al momento del Big Bang, es decir que, por la teoría creacionista, hemos de aceptar la existencia de una energía primera.

Por otra parte, a Einstein le preguntaban muchas veces, ¿usted cree en Dios?, y la contestación, para mí es maravillosa, dice: Yo no creo en el dios este que nos han pintado, un dios que es un personaje con barba, un juez que castiga, "yo creo en un universo maravilloso, en un universo perfecto, en un universo que sigue unas leyes", piense que si solo una de las cuatro fuerzas, la fuerza de la gravedad cambiará un poquito, habría un cataclismo inmenso en el universo.

Entonces, "si hay esta perfección en el universo es porque sigue unas leyes y siempre que se sigue unas leyes hay una inteligencia superior que las ha puesto, una ley no aparece por el azar", el azar como dijo Einstein es la forma en que la energía primera trabaja.

Es decir que tenemos ciertas explicaciones que nos evidencian que hay una inteligencia primigenia, una causa primera, qué es el principio de todas las religiones, cada uno le llama a su manera, uno le llama Tao en filosofías orientales, otro le llaman Jehová nosotros le llamamos Dios otros le llaman Ala.

Pero hay una causa primera, y esta conciencia nuestra que perdura es la supra conciencia, que está por encima de la conciencia mental o neuronal.

CAPÍTULO 6

Holístico - Fractal

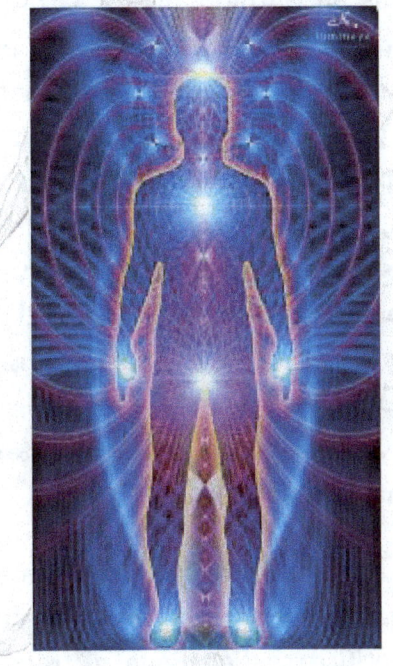

Esta supra conciencia es holística con respecto a la primera energía. ¿Qué significa holístico? Es un término notablemente interesante; es un término que deriva del concepto matemático "FRACTAL.

El fractal es un término nuevo matemático que describió

Benoit Mandelbrot en 1975 un matemático de la universidad de Yale de Estados Unidos, que la palabra fractal deriva de partes, de fracciones, "un fractal", que se puede obtener con luz y sobre todo con rayos láser.

El Fractalista: Según esta última afirmación de obtener un fractal, es decir una partícula más pequeña, con las mismas funciones y características de la partícula inicial, es lo que lo que en los laboratorios de física están encontrando, en torno al nacimiento o creación del universo, más adelante, se presentarán algunos artículos encontrados y sus narrativas. Más lo que el autor quiere establecer en la segunda parte, es que para entender el universo, hay un mapa, una guía, un patrón, un manual infalible, que pueda darles a estos científicos y Físicos, la herramienta, para que a partir de allí, se focalicen sus investigaciones, porque no hay otra forma de encontrar respuestas, más solo por medio de las leyes ya establecidas, como es la del principio de correspondencia de "El Kybalión" "así como es arriba es Abajo y así como es abajo es arriba", este enunciado es un principio, una ley, que no se debe de ignorar, de otra forma estarán dando vueltas y descubriendo fractales de fractales que tienen las mismas propiedades.

A manera de ilustración, conforme al principio de correspondencia en torno a la composición de un átomo, el fractalismo Científico sostiene que el fractal de un átomo en mayor escala tiene las mismas características que la distribución de los planetas con sus mismas propiedades.

Las pruebas de los satélites Pioneer 10 y Pioneer 11 monitoreado por el Centro Científico de Maryland en 1987 sostiene que el décimo planeta conocido por Nibiru describe una órbita elíptica cada 1.600 años alrededor del Sol a una inclinación de 45 grados respecto al plano de los demás planetas. Esta órbita elíptica de Nibiru describe la ruta elíptica de los electrones en un átomo.

¿De qué están formados los átomos?

El átomo es como un pequeño sistema solar, formado por una corteza o zona periférica y el núcleo. En la corteza, encontramos los electrones, que giran en torno al núcleo. Estos tienen carga eléctrica negativa. Por su parte, el protón y el neutrón constituyen el núcleo, que recibe la denominación conjunta de nucleones. El primero tiene una masa extremadamente pequeña y con carga eléctrica positiva y el neutrón no tiene carga y poca masa.

Esta descripción encontrada en consulta – "El átomo es como un pequeño sistema solar", no hace más que preparar al lector a entender lo que representa la teoría del Fractalismo Científico, una teoría que se desarrollará con mayor amplitud en la segunda parte.

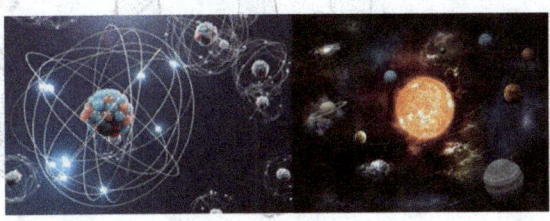

En cuanto a la diversidad de partículas encontradas hasta el momento, tenemos el concepto de, la SUPER SIMETRÍA DE NUEVA PARTÍCULAS, las siguientes partículas cada cual asignada a su respectiva función han sido encontradas en laboratorios, más su función en algunos de los casos son hipotéticas y sujetos aún a comprobación, es más, éstas aseguran que, de comprobarse estos nuevos hallazgos, estaría desacreditando la actual teoría existente referente al universo.

PARTÍCULAS DESCUBIERTAS:

- Gravitón – Gravitino
- Fotón – fotino
- Gravifotón
- Muón - Muones
- Bosón de Higgs – Higgsino
- Bosones X e Y
- Bosón W - wino
- Taquiones
- Fermiones – Charginio
- WIMP - Neutralino
- Quarks
- Leptones
- Squarks
- Partículas de Susy
- Chargino

- Fotino,

- Wino,

- Zino,

- El Odderón

- Camaleón – Camaleones

Volviendo a enfocarnos en el término fractal, se le puede definir de la siguiente manera:

"Al universo lo llamaremos el holograma principal, está conformado por múltiples partes, con la particularidad de que cada una de las partes tiene la estructura y las propiedades del todo". (sobre este concepto, idea, o conclusión se desarrollará el "Fractalismo Científico" más adelante.)

Esta conciencia nuestra que perdura eternamente es holística, respecto a la energía primera a lo que llamamos Dios. (Somos un fractal de un Alma cocreadora, principio de correspondencia – Fractalismo Científico.)

Dr. Sans: Esta energía primera tiene sus propiedades, ¿Y qué propiedades tiene la energía primigenia? Omnipresencia, la eternidad ya lo hemos dicho antes por el tiempo en la dinámica cuántica, otra vez confirmamos que esta conciencia nuestra esta energía sutil que perdura después de la muerte, es eterna.

Segunda, Omnisciente lo sabe todo, ¿qué prueba tenemos? la Intuición, la intuición sin razonar siempre nos dice la verdad, nunca nos engaña, porque es nuestra conciencia no local que nos está hablando que es omnisciente, tiene las propiedades de la energía primera.

Y, en tercer lugar, es omnipotente lo puede todo, es decir, esta conciencia nuestra que perdura eternamente, la supra conciencia o la conciencia no local que tiene continuidad fuera del cerebro es omnisciente, omnipresente y omnipotente, dura siempre, otra vez manifestamos que perdura después de la muerte, o sea que existe Dios.

Aparte de esto, sale un trabajo muy importante hace un par de años que fue incluso motivo de la última página de la vanguardia, se trata de un gran físico teórico, uno de los mejores actuales que es Michio Kaku (teoría del campo de cuerdas), catedrático de física teórica de la universidad de Nueva York, hace dos años elaboró un trabajo que dijo que teóricamente podemos demostrar la existencia de Dios, es decir de la existencia de una energía primera, y lo demostró de la siguiente manera.

CAPÍTULO 7

Los Taquiones

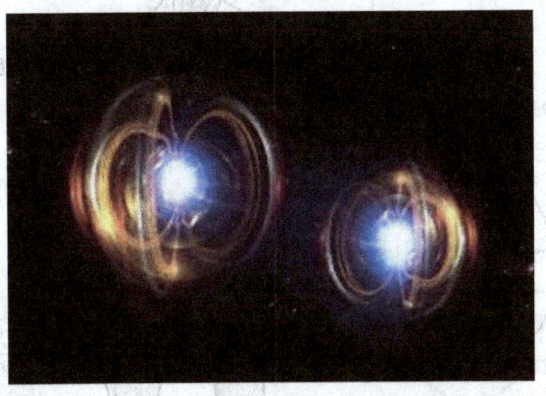

Michio Kaku, en la búsqueda de una teoría del todo (La ecuación de Dios), que cuenta los intentos de los investigadores, tanto en el pasado como en el presente, de querer unificar las dos grandes teorías de la física, la de la relatividad y la cuántica, en su trabajo con unas partículas subatómicas, en un acelerador de partículas que los llaman taquiones, estos taquiones los acelera a una velocidad tremenda próxima la velocidad de la luz, entonces pudo comprobar que esta velocidad de la luz, cuando una partícula se mueve a una velocidad próxima a la luz, no puede estar influenciada por ninguna fuerza externa, se comporta según su esencia y pudo comprobar que estas partículas en su esencia, tenían un orden perfecto.

Después de varios experimentos, concluyó que los seres humanos vivían en una especie de "Matrix", es decir, un mundo regido por leyes y principios concebidos por una especie de gran arquitecto inteligente. "He llegado a la conclusión de que estamos en un mundo hecho por reglas creadas por una inteligencia, no muy diferente de un juego de computadora, pero, por supuesto, más complejo e impensable", también afirma haber encontrado evidencia de la existencia de Dios.

Siempre vamos a lo mismo, si hay un orden perfecto, es que sigue unas leyes y si sigue unas leyes, es que alguien las ha puesto, hay una inteligencia primera que ha puesto unas leyes que afectan a todo el universo, a toda la energía, a todas las partículas.

¿Hasta qué punto tenemos esta energía primordial dentro de nosotros? ¿Hasta qué punto somos dioses?

El Fractalista: recordemos que toda la primera parte de este libro, las narrativas y las opiniones vertidas hasta el momento, son del doctor Manuel Sans Segarra, salvo las notas del autor, que va preparando al lector a entender una de las teorías más inéditas elaboradas hasta el momento y que pueden servir de punto de partida para empezar a conocer todo lo referente al universo.

En qué medida esa Energía Primigenia se manifiesta dentro de nosotros.

El Fractalista: Nosotros como humanidad tenemos como legado a la filosofía oriental, muchos de sus aportes, se deben a que sus principales referentes, han sido grandes maestros en la técnicas de meditación, y por consiguiente encontraban la iluminación, de allí, mediante la observación en planos más sutiles, encontraban respuestas a las interrogantes de la vida, en uno de esos estados de consciencia acrecentada, se dijo que "el universo estaba representado en una gota de sangre", pues quién podría explicar tal concepto que provenía de seguro de una revelación en tales estados de consciencia.

La teoría del Fractalismo Científico, el cual presenta en su segunda parte, el concepto de que hay Universos dentro de otros universos, como así también, los fractales de un alma cocreadora, que se pueden desfragmentar entre 25 a 125 fractales de alma, como también, la representación de los diferentes sistemas del ser humano, que se reflejan en el universo, recordándoles siempre, que conociendo el funcionamiento de nuestro organismo, podemos por el principio de correspondencia entender cómo funciona el universo.

Doctor Sans: En cuanto a estos referentes de la cultura oriental expresan claramente, que esta energía primigenia, ellos la llaman supra conciencia, porque está por encima la conciencia neuronal o cerebral o también se llama conciencia no local, porque sale del cerebro y continúa después de la muerte.

En la filosofía oriental, hace siglos antes de cristo y ya lo expresaron de la siguiente manera: Es la expresión finita del infinito. El infinito, la energía primigenia, se manifiesta en cada uno de nosotros, Víctor Hugo también lo dijo, y nos dijo lo siguiente: esta conciencia nuestra, que perdura después de la muerte, es la presencia de Dios en nosotros mismos.

Y para los católicos los que creen en Dios en Jesús, cuántas veces hemos leído el evangelio, quizá no lo interpretamos a consciencia lo que está diciendo, cuántas veces dijo Jesús, sois hijos de Dios, hijos, quiere decir que llevamos los genes y cuántas veces dijo, estáis hecho a imagen y semejanza del padre, de la energía primera, estamos hecho a su imagen y semejanza, somos energía primera.

Esta energía primigenia, nosotros no la podemos detectar con nuestros órganos sensitivos y sensoriales, pues es energía de una frecuencia determinada, nuestros órganos sensitivos y sensoriales en nuestra dimensión humana, que nos movemos en tres dimensiones, pensemos que hay hasta 12 dimensiones que no las podemos captar, por ejemplo, un sonido, es una energía vibratoria sonora, que lo capta nuestro órgano sensorial, nuestros oídos, lo llevan a un cerebro y el cerebro interpreta esta frecuencia de la onda electromagnética, en un sonido agudo crónico, nuestros órganos sensoriales del oído pueden captar frecuencias sonoras de veinte a veinte mil Hz. no más ni por arriba ni por abajo.

Pues esta energía sutil, qué es nuestra conciencia no local, es de una frecuencia que ningún órgano sensitivo y sensorial nuestro va a poder captar, pero tenemos pruebas, y les voy a citar algunas, Por ejemplo, la intuición.

¿Qué es la intuición?, Nosotros ante un problema, empleamos nuestra actividad interactiva racional, esta actividad es una actividad neuronal del cerebro, concretamente es la zona prefrontal, es donde tenemos las actividades humanas más elevadas, la actividad interactiva racional y el libre albedrío, razonamos y decimos este problema lo podemos resolver de esta manera con estas ventajas e inconvenientes, de esta otra forma o de otra y no llegamos a una conclusión. Y un día sin razonar, decimos esto hay que hacerlo así, esta es la manera y no nos equivocamos, cuanto más espiritual es la persona, cuanto más consciente de su auténtica esencia, de su conciencia no local, más a flor de piel la tiene, más se manifiesta, más intuitiva es, nos dice siempre la verdad, porque la intuición es expresión de nuestra conciencia no local.

Otra manifestación, la creatividad.

¿Qué es crear?, crear es originar de la nada, esto solo lo puede hacer nuestra conciencia no local.

¿Qué es la obra de arte?

La obra de arte es la expresión en un momento dado de nuestra conciencia no local y esta expresión se manifiesta a través de un lenguaje artístico, la pintura, la escritura, la música, la arquitectura, el atributo que usted quiera manifestar, es decir que toda obra de arte es única e irrepetible, porque es la expresión de la conciencia no local de una persona o artista, cada conciencia individual es única e irrepetible.

Mira si esto es importante, y tenemos pruebas. Cuando le preguntaron a Beethoven cómo es que se puede escribir una novena sinfonía, una obra maestra maravillosa, y respondió diciendo, yo no lo inventé, copié lo que está escrito aquí, señalando su mente. Fue su conciencia no local la que se lo dijo.

Paul Gaugin que en 1849 pasó 6 años de su infancia en Perú, huyendo con su familia de Napoleón tercero, fue un gran pintor y le decían, ¿cómo es que usted pinta estos cuadros tan maravillosos?, decía, yo para concebir y pintar un cuadro tengo que cerrar los ojos, y se manifiesta como una visión, entonces yo lo copio, es decir la creatividad sólo es expresión de la conciencia no local. Por esto, las máquinas por más que intenten nunca podrán crear, podrán manipular algoritmos, programas, cosas que nosotros lo introducimos, métodos para que trabajen y calculen, y lo harán mejor y más rápido que nosotros, pero nunca crearán de ellos, no pueden crear, esto solo lo hace la conciencia inteligente.

Otra prueba de nuestra conciencia no local o supra consciencia, es la manifestación trascendental, como las experiencias cercanas a la muerte, las experiencias de moribundos en su momento de la muerte final, es un momento sin dolor, es un momento de laxitud de paz y de armonía y es frecuente que el individuo moribundo contacte con seres queridos ya fallecidos, esto es más frecuente de lo que la gente se cree, lo que pasa es que es una cosa que en nuestra dinámica social que impera la egomanía todo esto no encaja mucho y no se acepta.

CAPÍTULO 8

Parapsicología

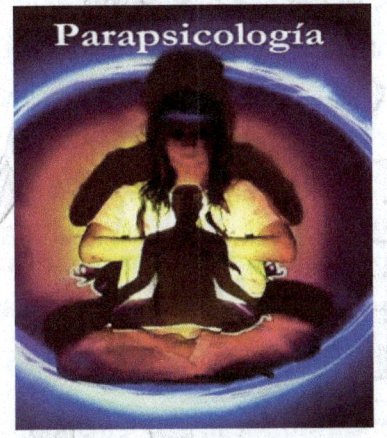

La Percepción extrasensorial que incluye, la Telepatía, la Precognición, la clarividencia, las vivencias místicas, la Reencarnación, todo esto son pruebas de que nosotros tenemos una conciencia no local que perdura después de nuestra muerte, estos fenómenos o términos, fueron definidos en la década de los años 30 por JB Rhine quien fundó el campo de la parapsicología.

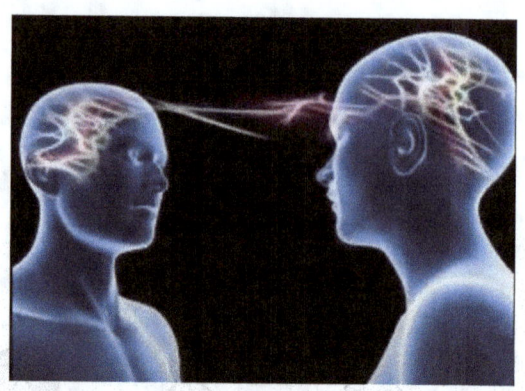

Otra manifestación de nuestra conciencia no local, son los arquetipos. Los arquetipos citados ya por Platón, citados por Kant racionalista, ante la crítica de la razón pura del siglo XVIII y sobre todo estructurados por Carl Gustav Jung, discípulo de Freud, que postula que existe un inconsciente colectivo que es anterior al inconsciente individual, teoría que Freud no compartía.

¿Qué es un arquetipo? Los arquetipos son leyes, principios universales que rigen nuestros pensamientos y nos dicen si nuestras acciones son éticas o no.

La conciencia no local, se rige siempre por una dinámica vital positiva, por los arquetipos. ¿Qué arquetipos?, lo sabemos, altruismo, empatía, bondad, justicia, amor. El amor es lo que más citan los enfermos que tienen experiencias cercanas a la muerte, como decía Einstein, la energía más potente que hay en el universo es el amor.

El Ego, es la expresión de nuestra individualidad, de nuestra identidad, en el método científico, que es materia vista externo, se mueve con dinámica vitales negativas, lo vemos actualmente en la guerra de ucrania, es pura egomanía, dominar, poder, con una dinámica de destruir y matar a gente inocente, y todas las barbaridades que están haciendo.

Una Conciencia no local desarrollada se mueve en los arquetipos, en dinámicas positivas, amor, altruismo, empatía, esta es otra expresión notoriamente clara.

Lo decía Kant, dice que hay dos cosas que son maravillosas y que me manifiestan que hay algo más, una externa cuando miro el universo y veo esta perfección.

Lo mismo de siempre hay una percepción hay unas leyes alguien las ha puesto, estaba hablando de la energía primera y segunda.

En mi interior, hay algo que a mí me dice, cuando hago alguna cosa bien hecha, tengo una sensación de armonía y de paz, y cuando hago una cosa mal hecha se manifiesta una sensación de amargura, de falta de equilibrio emocional.

¿Quién es el que me dice esto?, es la conciencia no local que se mueven y fluye en arquetipos, y cuando vas contra un arquetipo, ella te lo está diciendo, vas contra los principios de tu auténtica esencia, de tu conciencia no local, la que perdura eternamente.

El Fractalista: Bien se describe este principio en un pasaje bíblico, en el libro de los Romanos 2:15 y 16 que dice: "mostrando la obra de la ley escrita en sus corazones, dando testimonio su conciencia, y acusándoles o defendiéndoles sus razonamientos," en el día en que Dios juzgará los secretos del hombre.

CAPÍTULO 9

El Libre Albedrío

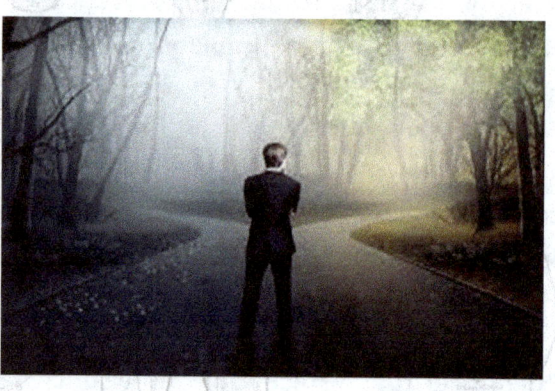

El libre albedrío, es otra manifestación. Si estamos dominados por "El Ego", somos esclavos de unos hábitos, de unas normas, de un egoísmo, de los cuatro poderes que tiene el ego, que es la ignorancia, es el egoísmo, es la sección a lo material y es el miedo, con su máxima expresión con el miedo a la muerte.

En cambio, en estos momentos dominados por el ego, nunca podremos ser libres, siempre actuaremos con egoísmo, con intención de tener poder dominio y riqueza, en cambio cuando actuamos con nuestra conciencia no local, es cuando somos libres, porque no actuamos según estos principios, sino que actuamos con altruismo, con empatía, conscientes de que formamos parte de todo, que estamos hermanados con todo, entonces somos libres.

Estas son pruebas indirectas de la realidad nuestra existencial, que somos cuerpos, que es energía colapsada de baja frecuencia tridimensional, somos mente, pensamientos, conciencia neuronal, recuerdos, memorias, que es energía de alta frecuencia, ondas electromagnéticas, y después somos supra conciencia que es esta conciencia no local que perdura, que es energía, ondas de altísima frecuencia que no podemos detectar, pero si tenemos manifestaciones de ellas, conforme a toda la información y todos estos datos que se han compartido hasta el momento.

CAPÍTULO 10

El Mundo es una Ilusión

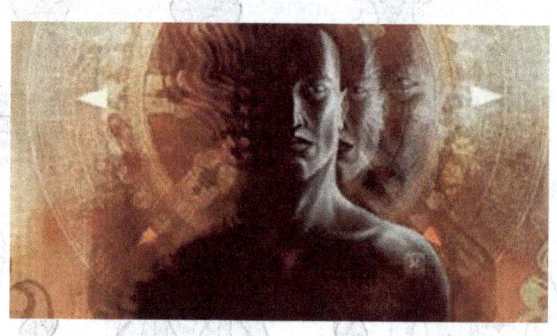

S omos co-creadores con el universo, esto quiere decir que podemos crear nuestra realidad, somos responsables y no victimas de nuestras vidas.

Somos responsables de lo que vemos, el mundo es una ilusión, el mundo es un sueño decía Calderón de la Barca, según nuestro estado anímico que esté dominado por nuestra supra conciencia o por el Ego, nosotros interpretaremos, colapsaremos la energía de una manera o de otra.

Una persona tremendamente espiritual, una persona que haya tenido por ejemplo una experiencia cercana a la muerte, esto es un tema interesante, el impacto que condicionan las experiencias cercanas a la muerte sobre la psicología de la persona; estas personas tienen mucho más a flor de piel, la conciencia no local, la han vivido, han visto su realidad existencial, estas personas tienen una visión del mundo completamente distinta, cocrean el universo con una dinámica completamente distinta, lo que crea realmente nuestro mundo, es nuestra conciencia y según la impregnación que tenga esta conciencia, entonces creamos un mundo, una ilusión, un maya con unas características u otras.

A manera de ilustración en cuanto a crear una ilusión de miedo, por ejemplo, tuvimos inicialmente una pandemia a nivel mundial, miedo que comenzó a crecer en la población conforme muchos iban muriendo.

En cambio una persona que esté dominada o que conozca su conciencia no local, creará una ilusión, un maya a su alrededor de sí enfocándose en la protección de Dios y su actitud será de altruismo, de seguridad, de confianza, será incapaz de dudar de su fe, es decir que está cocreando paz en su estado anímico, que se logra gracias a nuestra conciencia no local, depende fundamentalmente de, si nuestra personalidad está muy dominada por el ego materialista y egocentrista, o nuestra vida va ya muy evolucionada permitiendo que aflore en automático la conciencia no local, que se rige por los arquetipos, esto lo expresa muy bien, Teilhard de Chardin, un Jesuita que expresó que nuestra vida es ni más ni menos que una evolución desde el punto alfa a un punto omega.

Punto alfa estamos llenos de impurezas y esta vida sirve para ir eliminando impurezas hasta llegar al punto omega donde hemos eliminado todas las impurezas, lo que en filosofía oriental diría, la iluminación, la Budeidad y nosotros lo llamamos la santidad, un santo es una persona que ha eliminado impurezas, su materialismo, tiene su ego controlado, necesitamos el ego para vivir una dimensión, pero debe ser un ego controlado.

El santo es la persona que tiene su ego, pero se rige en los principios fundamentales, en su dinámica vital por su conciencia no local, y entonces uno se pregunta, si realmente nuestra realidad existencial, se localiza o está en nuestra conciencia no local, en esta conciencia que tiene continuidad fuera en la supra conciencia, según la filosofía oriental.

¿Cómo podemos nosotros contactar con ella?, ¿cómo podemos controlar nuestro ego?, y que aflore en nuestra vida esta conciencia no local, esta es la finalidad como dice Teihard De Chardin de nuestra dinámica vital, de nuestra vida tridimensional.

Pues hay cuatro formas para que aflore:

Una, son las experiencias cercanas a la muerte, tener una experiencia vivencial es una de las formas de adquirir conciencia de su realidad existencial, esto es un método, esto lo demuestra por lo que hemos comentado hasta ahora.

Otra forma es la meditación. ¿Qué es la meditación?

Hay muchos métodos, la meditación en sí, es un método, es una técnica, para llegar a conseguir algo, lo que pretende la meditación es situarnos en el momento presente, en el ahora, en el momento actual.

En el momento actual y en la hora, es donde se manifiesta lo que hemos dicho antes, la conciencia no local.

El ego se manifiesta en el pasado y en el futuro el ego es

enemigo del presente. Si usted se coloca en el presente, inhibe el ego, el ego está en el pasado, el pasado desencadena sentimientos de culpabilidad, no hice esto, no hice aquello bien hecho, he hecho esto mal, y el futuro de incertidumbre y de angustia, conseguir estos objetivos que me he propuesto.

En cambio, en el momento presente usted solo tiene presencia, solo tiene vida, está contactando con su realidad existencial, entonces esto es lo que se pretende, ¿Cómo se consigue esto?, pues con la meditación cerrando las puertas que nos comunican con el exterior.

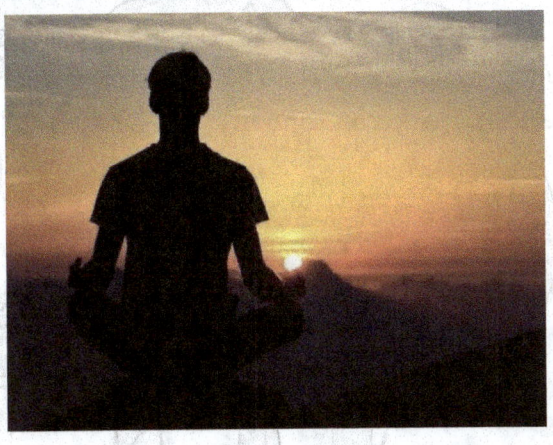

Nosotros tenemos aproximadamente una cantidad de sesenta mil estímulos que nos bombardean cada día a través de nuestros órganos sensitivos y sensoriales y entran al cerebro para ser procesados.

Si usted bloquea todos los órganos sensitivos y sensoriales, el bombardeo se reduce considerablemente de una manera importante.

De todos los estímulos piensen, que los visuales son los más importantes más del 80% de estímulos nos entran por la vista, entonces por esto se aconseja cerrar los ojos, que no haya mucha luz, que no haya ruidos, es decir todo esto nos ayuda a situarnos en un momento presente para evitar estímulos.

Para tal efecto, hay una serie de técnicas, empleando mantras con respiración profunda al inicio, para cada técnica de meditación, hay guías y maestros e instructivos en internet.

Lo ideal es que se consiga un método, si es posible con un maestro que nos enseñe a situarnos en el presente y se pierda la consciencia del cuerpo, consiguiendo percibir y sentir una sensación de armonía, de paz y de gozo, y finalmente no siempre se llega a percibir una sensación de apertura, una sensación de que usted forma parte de todo el universo, una sensación de que se siente hermanado con todo.

Usted no mira las cosas, sino que las ve, no mira una rosa, percibe la esencia de la rosa que es una maravilla, no mira a una persona como una persona con la que tiene que competir, mira a un hermano una persona que es igual que usted, que tiene una conciencia igual que usted, nunca será capaz en estos momentos de perjudicarla, se siente hermanado a una sensación de expansión, con una sensación de paz y de armonía, está contactando con su conciencia no local, lógicamente la gente muy evolucionada con gran experiencia entonces, pueden dar un paso más, que es el desdoblarse, desdoblarse es decir hacer viajes astrales.

Esto ya hay que tener una gran experiencia, una gran capacidad de meditación, por esto es el método más aconsejable para llegar a contactar con nuestra conciencia no local.

Y el tercer método, son las grandes Crisis.

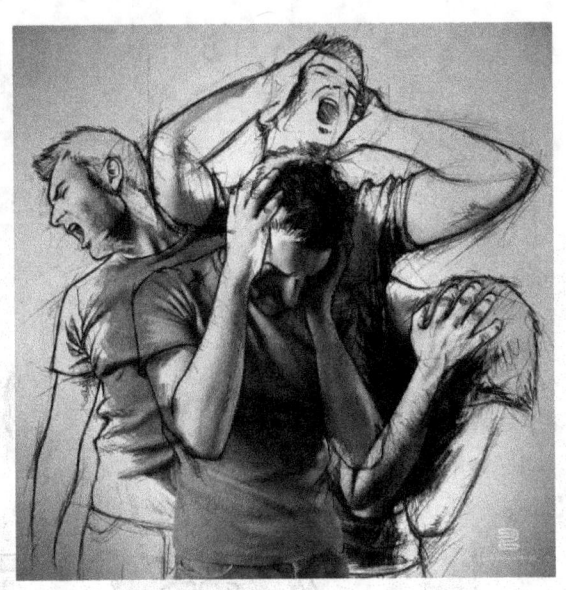

Esto es frecuente, personas que tienen crisis existenciales profundas, pensando incluso en el suicidio por causas distintas, ya sean afectivo, económico, o lo que sea, son personas que desestructuran su andamiaje psicológico que muchas veces es de autoengaño, por esto les pasa la crisis y se quedan sin nada; en aquellos momentos a veces aflora la conciencia no local, porque gozan y gustan de aquellos momentos desestructurados.

Y como último método, es adoptando el camino que nos aconseja la conciencia no local, una vida en la que impera el altruismo, la empatía, la bondad, el amor, dedicarse a los demás, y leer mucho y luchar contra la ignorancia, leer realmente para analizar lo que somos, hay mucha bibliografía, muchos libros de auto ayuda, que definen perfectamente, las miserias y negatividades, síndromes y complejos, e innumerables problemas de salud mental que sufre el hombre.

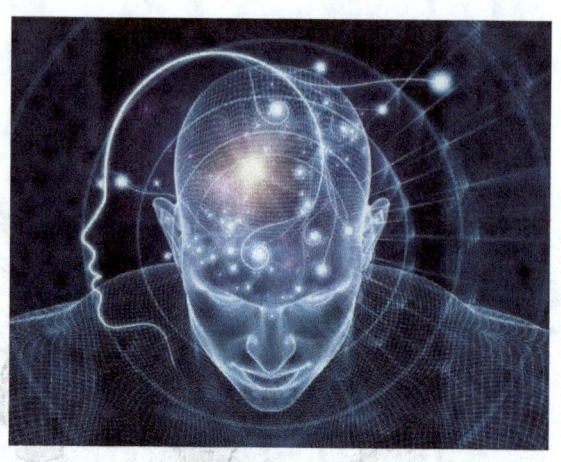

Estos son los cuatro métodos para llegar a contactar con nuestra conciencia no local.

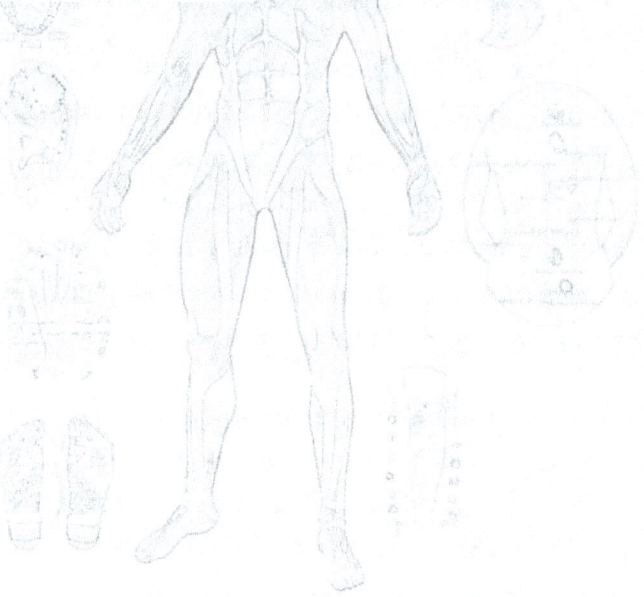

CAPÍTULO 11

Porqué el Ser Humano Enferma

A ctualmente con las variadas investigaciones existentes podemos decir que, más del noventa por ciento de las enfermedades que sufre el ser humano, enfermedades graves y no graves, son consecuencias de la mente, hoy sabemos y conocemos el mecanismo, las determinadas situaciones mentales condicionan una situación biológica y bioquímica tremendamente lesiva sobre el organismo que termina provocando enfermedades.

Hoy sabemos que una situación de estrés, como una agresión externa del tipo que sea, física, bacteriana, traumática, etcétera, nuestro organismo se prepara para afrontar esta agresión y nos preparamos para hacer dos cosas, o huimos corriendo, o luchamos para poder hacer frente a esto, hemos de preparar nuestro corazón, hemos de preparar nuestra respiración, hemos de preparar nuestros músculos y todo esto se consigue gracias a la acción del hipotálamo, es una parte del cerebro que estimula la hipófisis y la hipófisis produce la hormona ACTH (adrenocorticotropina) esta controla la producción de otra hormona producida por las suprarrenales que es el Cortisol que controla el estrés, así como la catecolaminas, adrenalina y la noradrenalina, todo esto es lo que prepara al organismo, es la respuesta neuroendocrina y también se ponen en marcha los nervios, la vía vegetativa el simpático que nos preparan, el parasimpático los frenos.

Todo esto nos preparó el organismo, entonces nosotros nos afrontamos de una manera más ventajosa para poder vencer el obstáculo.

Esto supone un consumo del organismo tremendo de energía, agota al organismo por eso estas hormonas son rápidamente metabolizadas y eliminadas.

Pero este estrés puede ser externo, pero también puede ser interno, puede estar provocado por el pensamiento.

Un pensamiento estresante repetido, condiciona una secreción continuada de estas hormonas, estamos continuamente emanando una respuesta neuro endocrina, y hoy nuestra sociedad, vive continuamente en un estrés tremendo.

Ahora por ejemplo con la guerra de Ucrania, el presidente de Rusia ha dicho, que, si es preciso, empleará la bomba atómica y esto está causando una continua situación de estrés sobre nuestro organismo, la prueba es que los antidepresivos, sabe que son de los fármacos que hoy día se prescriben más, para intentar compensar esta situación de estrés.

¿Qué hace que estas hormonas del estrés persistan en nuestro organismo y lo van agrediendo continuamente? actúan sobre el corazón, provocan espasmos de las Coronarias, trastornos del ritmo, alteran la respiración, alteran el metabolismo sobre todo el metabolismo de los hidratos de carbono, predisponen a la diabetes o descompensa la diabetes, alteran el tubo digestivo, la digestión.

A nivel cerebral provocan insomnio, angustia, dificultad para concentrarse, pérdida de memoria, y todo ello determina una cosa fundamental, el correcto funcionamiento de nuestro sistema inmunológico, es decir, nuestro sistema de defensa, tanto celular como humoral, el humoral en la formación de anticuerpos contra microbios extracelulares y sus toxinas, y células que engullen las partículas o microbios.

Cuando estos se inhiben, perdemos nuestra capacidad defensiva y esto los predispone, por lo que las personas que están bajo estrés continuo son mucho más frecuentes a tener trastornos cardíacos, predispuestos a infarto de miocardio, ictus, angina de pecho, trastornos digestivos, enfermedades autoinmunes, debido a una caída del sistema inmunológico predispone a infecciones, enfermedades autoinmunes y alcance.

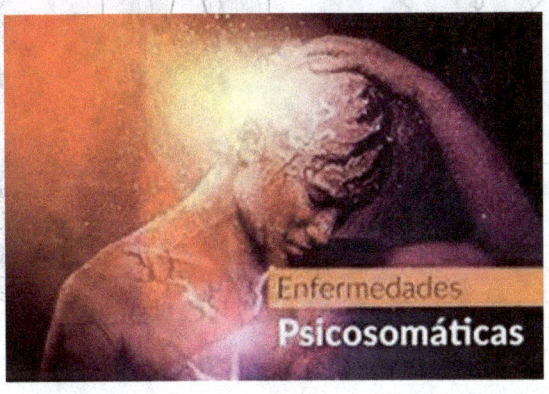

La predisposición a las enfermedades más frecuentes, enfermedades vasculares, infartos de miocardio, infartos cerebrales, enfermedades autoinmunes frecuentes, cáncer, son las enfermedades más frecuentes, estas enfermedades tienen un sustrato mental de estrés.

Debido a esto existe mucho enfermo con cáncer de páncreas, de Colon, de Recto y cuando uno indaga un poco sobre la vida personal de estas personas, resulta que en la mayoría de veces ha vivido una situación de estrés muy importante en su vida, provocado por problemas, familiares, sociales, laborales, económicos del tipo que sea, es decir, que es muy frecuente encontrar antes, pues una situación estresante, que ha condicionado esta respuesta neuroendocrina persistente tremendamente lesivos, de esto se sostiene que más de un noventa por ciento enfermedades tiene un sustrato mental porque nuestra sociedad está enferma de la mente.

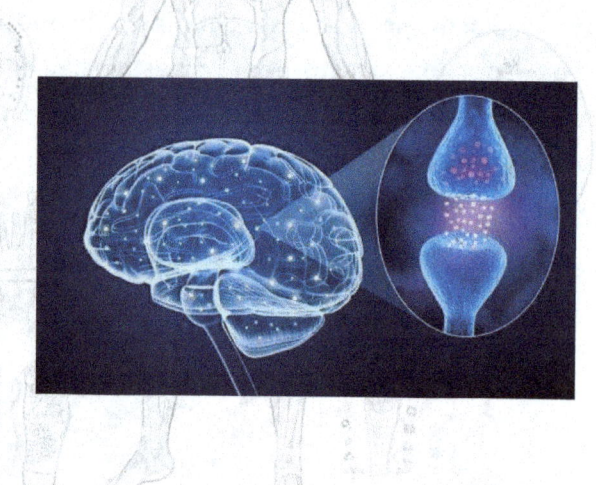

CAPÍTULO 12

La Reencarnación

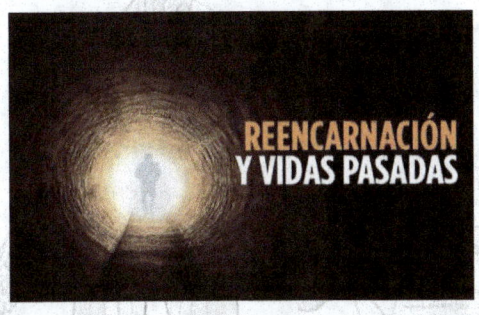

La reencarnación es un concepto de la filosofía oriental, de Upanishad, y de los Vedas entre el 800 y el 500 antes de Cristo.

Incluso la religión católica lo aceptó hasta el año cuatrocientos o quinientos en un concilio donde concluyeron negándolo.

Pero la reencarnación es una realidad clarísima que existe, hoy tenemos métodos objetivos para poderlo demostrar, por ejemplo los que duden de la reencarnación deben de considerar que hay dos cosas fundamentales, una de ella por ejemplo que vean el trabajo de Lan Stevenson (1918, 2007), Bioquímico, Psiquiatra y doctor en medicina, Investigador que se motivó mucho por este tema, investigó cerca de tres mil, de casos destaca unos casos muy especiales sobre todo en niños porque están menos materializados, él encontró niños que pedían ir a un país, que en vida, ni habían estudiado nunca y al llegar al país tuvieron santísima sorpresa, de que conocían lugares y conocieron a gente, y sorpresas tan extraordinarias, que sin haber estudiado nunca y conocerlos se pusieron a hablar el idioma de aquel país.

Otro método es la hipnosis profunda, con este método se puede conseguir situaciones retrógradas que le explican vidas anteriores.

Aparte de esto hay *médiums*, hay que reconocer que los *médiums*, son personas que tienen una capacidad de contactar con energías sutiles, ni más ni menos que eso, y luego hay una cosa que es muy lógico, la energía primera se mueve en el altruismo, la empatía, la bondad y sobre todo el amor.

¿Crees que tenemos las mismas posibilidades de evolucionar como dice Teihard De Chardin, eliminando nuestras impurezas y llegando a un punto mega en una sola vida, en comparación con una persona pobre que vive en el centro de África y no tiene nada? ¿Sería esto justo?

Hablé con la gente sobre lo que piensan de esto, y sus opciones de respuesta eran casi nulas.

¿Es esto justo? No sería justo que la Energía Primordial hiciera esto con su propia Energía Primordial, porque nuestra conciencia es Energía Primordial.

Entonces se podría concluir, según las necesidades

evolutivas, para llegar a un punto omega, Teilhard De Chardin sostenía que uno mismo, su propia conciencia, elige un tipo de dimensión humana tridimensional que necesita para su evolución.

Esto quiere decir que podrías ser un profesional de éxito ahora, pero en tu próxima vida podrías nacer en el centro de África con una miseria tremenda, con el fin de limpiar y eliminar impurezas del alma, es decir que las experiencias de vidas pasadas podrían estar en linea coherentemente con la realidad de la reencarnación.

Y desde el punto de vista filosófico, no es justo que todo esto se de en una sola vida. Aparte de esto, esta gente, los que tienen experiencias cercanas a la muerte, ellos dicen que no quieren volver, que allí se está muchísimo mejor que aquí.

En algún momento me han dicho que les he jugado una mala pasada al revivirlos tras una muerte clínica.

Yo no soy nadie, yo hice lo que tenía que hacer y hemos dicho que no hay casualidad, todo tiene su causa, y que alguno tiene su obligación o misión que cumplir, pero ellos vuelven aquí y vuelven porque no han terminado su evolución, se los dicen allí en ese umbral y se los dicen en contra de su voluntad, aunque se dice que es lo que acordaron antes de encarnar, solo que se lo recuerdan en ese momento conminándolo a regresar.

Es decir, si consideramos la eternidad de nuestra alma, el estado ilusorio o matrix el cual experimentamos, con estos argumentos, no deberíamos de temer a la muerte porque ahí se está mejor. Tenemos pruebas para definir y demostrar objetivamente que nuestra vida física es una experiencia tan corta en nuestra eternidad, que nos pensamos que es la gran cosa.

Venimos sin nada, y sin nada nos vamos, venimos a reencarnar para evolucionar tantas veces como se requiera hasta llegar al punto Omega.

Esta es nuestra realidad eterna y no deberíamos de tener miedo a la muerte, la muerte es el fin de una etapa, es pasar de un estado a otro, sea de regresión o avance, esto quiere decir, que aquella etapa que dejamos, ya no nos proporciona nada y nos vamos independientemente de nuestra posición, responsabilidad, aciertos o desaciertos.

Qué pasa en nuestro mundo que impera el ego, tiene mucho miedo a la muerte, saber por qué tenemos miedo a la muerte, por cuatro cosas.

Tenemos miedo a la muerte porque el paso de la vida a la muerte es doloroso, molesto, muy solitario, a veces suicida. Todos hemos tenido la triste experiencia de un familiar, un amigo, que ha tenido cáncer de páncreas, por ejemplo, y vemos como se deteriora y al final, muere o sea un paso que a veces es molesto, esto angustia y molesta.

Segundo, es experimentar una situación desconocida, la angustia es lo que se percibe, siempre queremos tener la situación controlada, el no tenerla nos da inseguridad.

Esta angustia sabemos que es por ignorancia y la ignorancia hemos dicho, que es uno de los factores fundamentales que tiene el ego para que no salga mi conciencia no local, le interesa que yo continúe ignorante, porque si tendré miedo, estaré dependiendo del ego o no.

Tercer factor, lo dejamos todo, familia, amigos, bienes materiales por lo cual tanto hemos luchado, malgastando nuestra vida, venimos sin nada y nos vamos sin nada.

Y el cuarto factor es que tenemos un instinto de conservación tremendamente potente que nos fija la vida.

Estos cuatro factores son los que nos angustia y condiciona este miedo a la muerte, pero si lo racionalizamos, lo entendemos, lo comprendemos, llegará un momento en que no tendrá miedo a la muerte, ese tipo de consciencia colectiva lo tiene la cultura oriental.

Hay dos formas de morir, la natural que es por involución senil, y lo conocemos hoy que es un proceso bioquímico que va deteriorando progresivamente todas nuestras células hasta llegar a un momento que se para, es una muerte dulce, se va a dormir y ya no despierta más, esta es una muerte natural.

Después está la muerte traumática cuando hay una causa intercurrente, un cáncer, un traumatismo por accidente.

No tengo miedo a morir, lo que voy a pedir es que si se presenta una situación de sufrimiento me puedan sedar para quitarme el dolor, todos tenemos derecho a solicitarlo y las autoridades médicas tienen la obligación de brindarlo para que la gente tenga una muerte honesta y en paz, y esto hay que legalizarlo.

CAPÍTULO 13

Suicidio

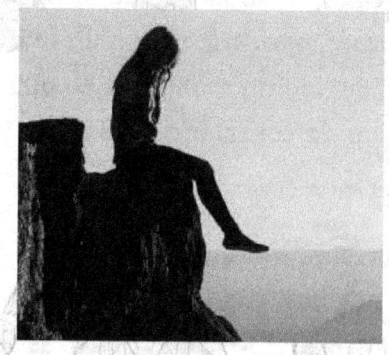

Son personas que, de una manera voluntaria, rompen su evolución natural. La muerte natural en definición es que morimos ahora y que en esa vida tridimensional ya no nos proporciona nada en nuestra evolución.

En cambio, la persona que quiere suicidarse corta ese proceso, lo que provocaría una regresión en su estado evolutivo, quedando para compensarlo con otras encarnaciones.

El ego

Hay personas que tienen mucho miedo la muerte, pero hay otras que la evitan, pues piensan en la vida y en el miedo que produce la soledad, miedo a no tener propósito en la vida, miedo a morir y dejar las cosas pendientes.

El ego, como es de origen material externo, el ego es incompleto, temeroso, cambiante, y lo que busca siempre es poder, dominio, riqueza, bienes materiales.

El que está dominado por el ego es el que sufre, porque no tengo esto, no tengo aquello, o sea, se preocupa por las cosas materiales, su vida se basa precisamente en satisfacer su ego.

En el momento en que ve que no es el ego, sino algo más, se da cuenta de que él es más importante que el ego.

Entonces, todos estos aspectos no son fundamentales, ya hemos dicho que en el ego uno de los cuatro factores que nuestra conciencia debe camuflar es el miedo, y la máxima expresión del miedo es el miedo a la muerte.

Si viajas y vas en avión y tienes miedo, en el fondo hay un sentimiento de miedo de que el avión se estrelle y te mueras, si no tienes para comer, en el fondo tienes miedo de que no te vas a morir de inanición y si vas a un lugar inseguro, en el fondo temes que te pueda pasar algo malo.

Las preocupaciones del ego son el éxito, la fama, la belleza, la riqueza, el dominio, el poder.

La belleza, es otro elemento que busca el ego siempre, él busca su satisfacción y su poder está en el juicio de los demás, el ego, lo que busca es que le diga la gente, oiga que guapa qué es, qué bien que está, que bien vestida está, es decir, buscar la aprobación de los demás, y hay una falta tremenda de amor propio, la verdad es que, el amor propio se lo dará la conciencia no local, en el momento que usted contacte con su conciencia no local, verá que el poder que tenemos es inmenso, es eterno, es omnisciente, lo sabe todo, eso omnipotente, lo puede todo, entonces usted se valorará y se verá más que en físico.

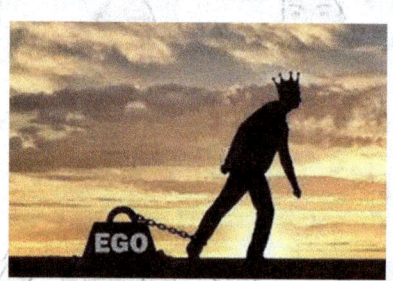

Un tema notablemente interesante de las experiencias que tuvieron las personas cercanas a la muerte, son los testimonios que presentan cambios psicológicos, el aspecto principal es que pierden el miedo a la muerte, pues lo que dicen es que ya tuvieron la oportunidad de conocer el otro lado y ya no volverian a tener miedo a la muerte.

Entonces, ustedes preguntan, ¿Qué sentido tiene la vida? la vida para mí es nacer y morir, nacer es como ponerme un traje, voy al sastre, me hace un traje nuevo y salgo a la calle elegante.

El cuerpo es una envoltura, pero eso no es lo importante, pero debemos de cuidarlo para procurar tener la máxima calidad de vida. Lo que realmente vale es lo que está dentro, esta energía que es nuestra auténtica identidad que es perfecta, es eterna, lo puede todo, lo sabe todo, y esa es nuestra herencia, cada uno tiene la suya que es única e irrepetible, pero tiene un mismo valor es energía primigenia y es perfecta.

Entonces, el vivir para ellos es un período corto, entonces se les pregunta ¿qué sentido tiene la vida?, dicen la vida es maravillosa, y hay que aprovechar las experiencias de la vida, qué es lo que nos llevamos dicen, nos llevamos experiencias, vivencias, emociones, memoria, no nos llevamos nada material, entonces lo material es un medio para vivir, pero el ego me dice que es mi finalidad en la vida, al extremo de matar para tener riquezas.

Esto no tiene valor, ¿qué debo hacer?, ¿qué me llevo? Esto, es decir, todo lo que son arquetipos, esto, como hemos descrito, hay que buscarlo, es lo que hacen.

Otra cosa que también ellos vieron al analizar su vida, y lo que más les duele es precisamente, cuando han procedido con actitudes negativas a otras personas, ellos se vuelven tremendamente altruistas, empáticos, son incapaces de hacer ya una mala acción a una persona, es que todos somos todos uno, *"que estamos interconectados"*, que somos hermanos, entonces ya no les nace hacer una mala jugada en absoluto, la persona que experimentó la muerte y regreso, se vuelve muy intuitivo, son personas que tienen a flor de piel la consciencia no local, son personas que ante una situación cualquiera toman enseguida la decisión correcta.

Y finalmente se despiertan en ellos enormemente la espiritualidad, qué es distinta que la religiosidad. La espiritualidad para ellos es secundaria a la afiliación religiosa, no tiene importancia.

La espiritualidad para ellos es esa necesidad urgente que

tiene el ser humano de proyectar esa energía primigenia, esa supraconciencia hacia su origen, que es la primera conciencia, la energía cuántica universal.

Y esto lo vemos desde el ser humano primitivo, desde el momento que tuvo la capacidad de racionalizar, ya podemos ver que éste necesitaba proyectarse hacia su origen ya existente.

La religión nos ayuda, pero ojo que la religión la hacen los hombres y le ponen dogmas ya veces esos dogmas van en contra de sus principios, lo vemos con lo que hacen los yihadistas.

Actualmente cree que es aceptable para una región que predica que para acabar con lo que llaman herejes hay que matar gente en un boulevard con un carro cargado de explosivos, por favor, eso es absurdo, eso lo predica una religión.

Por otro lado, la religión católica, en la época de la inquisición, no se quedó corta. La religión puede ayudar, pero la religión lógicamente con dogmas controlados.

Por esto, es importante para estas personas su dinámica vital, que cambia mucho, es un impacto psicológico que tienen, que les cambie su concepción existencial y les que les condiciona una nueva dinámica vital, su rol vital cambia de manera importante.

En Estados Unidos hubo un trabajo publicado por Bruce Greyson que a continuación comparto.

CAPÍTULO 14

El Trabajo de Bruce Greyson

Estudios cercanos a la muerte

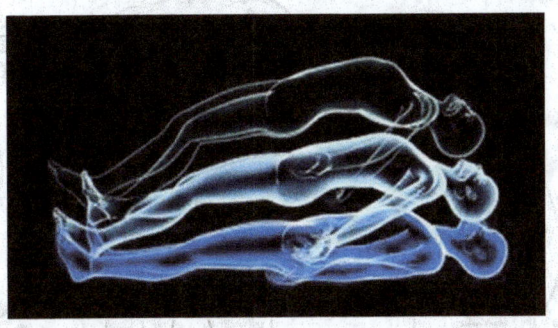

Bruce Greyson, nacido en octubre de 1946, es doctor en Medicina y profesor de Psiquiatría de la Universidad de Virginia, es investigador en el campo de los estudios cercanos a la muerte y ha sido llamado el padre de la investigación en las experiencias cercanas a la muerte, aquí un artículo completo de su experiencia en el campo, llamado preguntas sobre el más allá:

Bruce Greyson: "La mente tiene acceso total a otro tipo de realidad"

El que es uno de los mayores expertos ECMs (Experiencias

Cercanas a la Muerte) a nivel mundial publica, 'Después de la muerte', en el que documenta los casos e investigaciones que ha tratado en sus más de cuatro décadas de trayectoria.

Una mañana, hace cincuenta años, un joven médico termina un plato de espaguetis en el comedor de un hospital, sin querer y por descuido, se le cae el tenedor al plato, provocando que un salpicón de tomate salte hasta su flamante corbata.

Inmediatamente después, coge una servilleta húmeda y la frota contra la prenda, haciendo que la mancha se extienda aún más por la tela. Mal jugado.

De forma paralela, le informan que ha llegado una nueva paciente a la Sala de Examen del centro.

Se trata de una adolescente llamada Holly que intentó suicidarse y está completamente inconsciente, una línea muy delgada la separa de la vida y la muerte, pero afortunadamente su corazón todavía late, todo gracias a Susan, su compañera de piso, quien por suerte había avisado a las autoridades sanitarias a tiempo.

El joven médico visita a Holly antes de irse a casa y habla con Susan en el pasillo, a unos cuantos metros de distancia de la habitación donde descansa inconsciente su compañera.

A la mañana siguiente, le comunican que Holly, ha pasado la noche en cudados intensivos, pero por fortuna su corazón vuelve a latir de forma regular.

Cuando el joven médico acude a su habitación aliviado al saber su mejoría, se la encuentra despierta y algo somnolienta, se presenta ante Holly, pero no necesita decir nada más, ella sabe quién es.

Le informa de que el día anterior le había visto hablando con Susan en el pasillo y que tenía una mancha de espaguetis en su corbata, de pronto, el joven médico llamado Bruce Greyson se encuentra con lo inexplicable, la paciente no solo sabía quién era y cómo se había manchado la corbata, también repitió la conversación que había tenido con su amiga, todas sus preguntas y respuestas y hasta qué había cambiado de sitio el ventilador que había en la sala.

"He dedicado el último medio siglo a intentar comprender cómo es posible que Holly supiera lo de aquella mancha de espaguetis"

"Se me erizó el vello de la nuca y se me puso la piel de gallina", cuenta el propio Greyson del episodio, era imposible que Holly supiera todo aquello, no había manera de que ella supiera que había hablado con Susan, y mucho menos el contenido de nuestra conversación o sobre la mancha en mi corbata, pero lo sabía.

Creí que tenía que haber alguna causa física razonable que explicase por qué Holly sabía aquellas cosas y que tendría que encontrarla yo mismo, y en caso de que no la hubiera..., bueno pues, solo había una alternativa: que la parte de Holly que pensaba, veía, oía y recordaba, había salido de su cuerpo de algún modo y me había seguido por el pasillo hasta la sala de espera y, sin tener ojos ni oídos, había percibido mi conversación con Susan".

Radiografiar del Umbral

En aquel momento, nadie sabía qué significaban las siglas 'ECM'. Ahora, décadas después, las Experiencias Cercanas a la Muerte son toda una realidad reconocida tanto por médicos como por cualquier persona que haya vivido un caso de cerca.

Uno de los máximos responsables de que estas misteriosas y extremas experiencias hayan adquirido un gran interés científico, filosófico, médico, mediático y humanístico es Bruce Greyson, aquel joven médico que trató a Holly por aquellos días de los 70, y que 40 años después no a dejado de perseguir la sombra que la muerte deja sobre los vivos cuando se acercan a ella, como una huella que a pesar de parecer oscura, siniestra o triste a los ojos de los mortales, en realidad carga de luz, esperanza y verdadero amor a todo aquel que la toca.

"El testimonio que más predomina en los que han tenido una experiencia cercana a la muerte es que no hay que tener miedo, lo que nos espera es amor auténtico".

"He dedicado el último medio siglo a tratar de entender cómo es posible que Holly supiera lo de esa mancha de spagueti", introduce Greyson al comienzo del libro 'After Death' (Vergara), publicada en España, en la que desglosa uno por uno uno de los casos más interesantes con los que se ha topado en sus cuatro décadas de intensa investigación, alternando rigurosos datos científicos con descripciones personales de ese umbral por parte de personas que han estado al borde del abismo y han vivido para contarlo. Muchas preguntas vienen a la mente antes y después de leer el libro, porque como asegura el propio autor al periodista del El Confidencial en la siguiente entrevista, los seres humanos nunca estaremos preparados para conocer esa verdad última que cae sobre nosotros al final de nuestra vida. Cuestiones que bien podrían resumirse en una: ¿Qué pasa después de la muerte?

PREGUNTA: Usted lleva investigando las experiencias cercanas a la muerte durante cuatro décadas. Por ello, es una de las personas que más ha estudiado sobre la muerte, desde un punto de vista psiquiátrico, médico y humano. De algún modo, podemos pensar en la muerte como lo opuesto a la vida. ¿Qué es lo más importante que ha aprendido sobre la vida estudiando a fondo estas experiencias?

RESPUESTA: La gente que regresa de una experiencia cercana a la muerte confirma haber aprendido que todo en la vida, tiene una dirección, y que todos nosotros estamos interconectados. Esto los lleva a aceptar una 'regla de oro': tratar a los demás como nos gustaría que nos trataran a nosotros. Cuando lastimamos los sentimientos de alguien, nos lastimamos a nosotros mismos, y cuando ayudamos a otra persona, también nos ayudamos a nosotros mismos. También pierden el miedo a morir, lo que paradójicamente les quita el miedo a vivir. Esto les permite vivir la vida al máximo y en el presente, disfrutar del día a día.

P: ¿Se considera una persona religiosa?

R: No. He llegado a creer que nuestra conciencia, nuestra mente, vive después de la muerte. Casi todos los que han tenido una experiencia cercana a la muerte intentan que el mundo sepa que esto es un hecho. Entiendo que la gente pueda asociar un más allá con Dios, pero esto no es necesario, más bien hay una dimensión espiritual, no física, en la que viviremos y que está organizada por una fuerza que no tiene por qué ser un dios.

Aquellos que han pasado por una experiencia cercana a la

muerte a menudo usan un tipo de deidad para explicarlo, pero sus descripciones no son del todo consistentes y están fuertemente influenciadas por su trasfondo cultural y religioso. Y muchos de los que lo han experimentado aseguran que podrían llamarlo 'Dios', pero en realidad lo que sienten es que es un dios mucho más grande de lo que esperaban. Por esta razón, puede haber algún tipo de deidad detrás, pero sospecho que es diferente al tipo de dioses que adoran la mayoría de las religiones.

P: La muerte es uno de los grandes tabús en Occidente. La crisis del coronavirus parece que nos ha hecho a todos vivirla más de cerca (si puede "vivirse" la muerte), algunos lamentablemente más directamente, mientras que otros más de pasada. ¿Cree que la percepción general alrededor de la muerte ha cambiado con la pandemia o todavía es una realidad que se esconde y asusta?

R: Creo que la pandemia del coronavirus ha hecho que la muerte sea mucho más cercana y familiar para muchas personas desde que comenzamos a lidiar con ella a diario, ya sea que conozcamos a alguien que murió por el virus o que veamos a los muertos solo por la televisión. Así que sí, está menos escondido, pero no por eso menos aterrador. Sin embargo, el testimonio más prevalente de quienes han vivido una experiencia cercana a la muerte es que saben que no es algo a lo que temer y que lo que nos espera es auténtico amor y aceptación.

P: ¿Cree que existe silencio respecto a estas experiencias dentro del personal médico o se sigue considerando como algo dentro del estudio de la ciencia más heterodoxa, de lo paranormal?

R: Las actitudes del personal de atención médica hacia la discusión de experiencias cercanas a la muerte han cambiado drásticamente durante el último medio siglo. Cada vez más, la mayoría de los médicos y enfermeras se dan cuenta de que algunos de sus pacientes los han padecido y que incluso han experimentado efectos secundarios profundos y duraderos que han afectado su atención médica. Por esta razón, algunos médicos quieren aprender más sobre las experiencias cercanas a la muerte para ayudar a sus pacientes. Todavía hay mucha controversia en el campo médico sobre las causas o el significado último de estas experiencias, pero ya no hay duda de que realmente existen.

P: Si mencionas una experiencia cercana a la muerte, es probable que el oyente imagine un túnel con una luz de fondo. Sin embargo, también existen experiencias extracorporales, como la que describe al principio del libro, que por cierto es lo que le llevó a dedicar años a la investigación. ¿Cómo puede una conciencia ver, oír, y sentir sin cuerpo, es decir, sin ojos, oídos, o piel? ¿Una percepción sinestésica?

R: Esta es una gran pregunta para la que no tengo respuesta. No sabemos cómo las personas pueden ver y oír cuando están fuera de sus cuerpos, y de hecho lo hacen. Un estudio de cientos de experiencias extracorporales recogió percepciones que podrían ser corroboradas por terceros, encontró que el 92% de ellas eran percepciones completamente precisas.

"Cuando el filtro cerebral que limita la conciencia se detiene, la mente tiene acceso total a otro tipo de realidad y a otra dimensión de la experiencia"

He investigado varios ejemplos de personas que aun estando profundamente anestesiadas eran capaces de ver y oír y después documentar de manera muy precisa y sorprendente los detalles de hechos que no estaban presenciando.

P: Aquellos que han tenido una experiencia cercana a la muerte también pueden ver sus vidas pasar rápidamente en un solo instante, algunos incluso pueden juzgarlo después. Esto me recuerda la creencia del día del juicio final del cristianismo cuando Dios decide si el alma va al cielo o al infierno. ¿Cómo puede una experiencia como esta cambiar la vida posterior de la víctima?

R: Algunas experiencias cercanas a la muerte hacen que el individuo tenga estas visiones fugaces de su propia vida, sí, pero muy rara vez las personas que las experimentan se sienten juzgadas por alguna entidad externa como Dios. Por lo general, juzgan sus propias acciones y deciden cuáles estaban bien o mal. Algo muy sorprendente es que a veces pueden llegar a sentir el dolor que causaron a otras personas y por su propio juicio regresan con la convicción de mejorar su vida de antes. Pero no, por lo general no sienten que su comportamiento vaya a ser juzgado y por lo tanto van al cielo o al infierno.

P: Usted ha descubierto una relación directa entre sufrir algún tipo de trastorno mental y tener una experiencia cercana a la muerte. Sin embargo, sí que ha encontrado personas aquejadas de depresión o ansiedad que han mejorado después de haber tenido una experiencia de esta clase. Por tanto, ¿por qué las experiencias cercanas a la muerte pueden llegar a tener algún efecto terapéutico o de curación?

R: No hay asociación entre trastornos mentales y las experiencias cercanas a la muerte, no, pero las personas que las han padecido sí que se han sentido mejor después al haber sentido amor incondicional propio de esta experiencia. Esta sensación a menudo les alivia de los sentimientos culpables sobre sus acciones pasadas y de la ansiedad que les provoca su futuro, la muerte.

P: Haces una distinción entre mente y cerebro, asegurando que el cerebro ejerce una función de filtrado, como también ocurre en los viajes de drogas lisérgicas, en ayunas o conteniendo la respiración, en los que esta función cerebral disminuye. Las experiencias cercanas a la muerte también ocurren cuando la actividad cerebral es extremadamente baja. ¿Puede la mente, asociada más a la conciencia, sobrevivir fuera del cerebro y este cese de la actividad cerebral puede ser la puerta de entrada al mundo de las alucinaciones, que por cierto se sienten más reales que el mundo físico?

R: La mente también parece funcionar correctamente cuando la actividad cerebral es excepcionalmente baja. Cuando se detiene el filtro del cerebro que limita la conciencia, la mente tiene pleno acceso a otro tipo de realidad ya otra dimensión de experiencia. No lo llamaría 'el mundo de las alucinaciones', sino el mundo de los 'eventos reales que se experimentan como más auténticos que el mundo físico'.

P: Usted señala que no puede haber ciencia sin espiritualidad, y tampoco espiritualidad sin ciencia, como si fueran las dos caras de la misma moneda. ¿Cree que el enfoque científico que se usa para entender el mundo y sus fenómenos debe cambiar para intentar acercarnos a realidades tan ocultas y misteriosas como las experiencias cercanas a la muerte?

R: Creo que ni la ciencia ni la espiritualidad por sí mismas nos ofrecen un completo entendimiento de nosotros o el mundo. La ciencia y la espiritualidad atienden a diferentes aspectos del mundo, y si van separadas esta comprensión está incompleta. Las dos son maneras complementarias de observar y estudiar los fenómenos que ocurren, y ambas son necesarias para intentar llegar a una gran y buena interpretación de las cosas.

P: ¿Tiene menos miedo a la muerte ahora que antes de investigar las experiencias cercanas a la muerte o al menos, ha aprendido nuevas formas de descubrir, entender y disfrutar la vida?

R: Creo que investigar experiencias cercanas a la muerte me ha hecho sentir más cómodo con la idea de enfrentar mi propia muerte. Además, me ha hecho sentir mejor con lo desconocido en general con no tener todas las respuestas. Ahora acepto que hay algunas preguntas que están más allá de nuestro entendimiento y que nunca tendremos suficientes respuestas en nuestra vida. Pero eso está bien, porque creo, basado en mi estudio cercano a la muerte, que el universo es, en última instancia, un lugar amable para vivir y que después de la muerte no hay nada que temer.

P: La vida de alguien que ha vivido una experiencia cercana a la muerte cambia mucho. Según su libro, la persona crece espiritualmente y afirma que tiende a tener menos apego a lo material. Reconoce que esto es un poco cliché y es cuando ofrece la otra cara, la de las personas que después de tener una experiencia cercana a la muerte tuvieron una vida más negativa. ¿Cuáles han sido las peores consecuencias que se ha encontrado?

R: Las personas cambian sus actitudes, valores y creencias después de una experiencia cercana a la muerte. Esto puede dificultarles continuar con las mismas carreras y relaciones que tenían antes de una experiencia cercana a la muerte si no son compatibles con esas nuevas actitudes y valores.

"La ciencia y la espiritualidad atienden a diferentes aspectos del mundo, y si van separadas esta comprensión está incompleta".

Las consecuencias son matrimonios rotos o cambios de carrera para tratar de adaptarse a estos nuevos valores, lo cual es un proceso difícil para ellos. Por ejemplo, hay policías o militares que, tras una experiencia cercana a la muerte, se sienten incapaces de utilizar la fuerza, algo que suele ser requerido en sus profesiones. Por lo tanto, cambian su carrera a algo que pueda ayudar a otros, como educación, atención médica o trabajo social.

Una Perspectiva diferente después de experimentar con la muerte

Esto llama la atención cuando una experiencia cercana a la muerte puede cambiar la vida de una persona en su matrimonio, por ejemplo, se divorcian al cambiar su rol vital y sus principios, su concepción existencial que tenían estructurado de una manera, con una falsa autenticidad, se auto engañan, y en un momento que uno descubre su auténtica realidad existencial, adopta una normativa, una dinámica vital, un rol vital que choca con el otro sistema de creencias de la pareja y se divorcian.

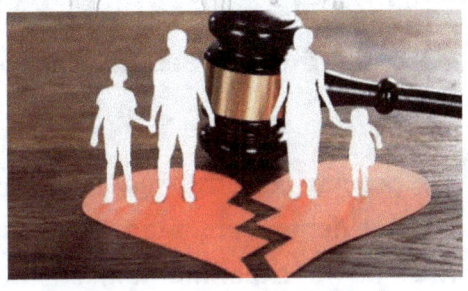

Hubo una mente brillante como la de Sócrates que vivió en el siglo quinto antes de cristo y que en más de una oportunidad iniciaba con esta frase en sus parlamentos, "Yo, no pretendo enseñar, sino que lo que intento es hacer pensar. Eso también lo dijo de una manera muy gráfica y muy bonita Ortega y Gasset.

José Ortega y Gasset dijo que el buen docente no es aquel que proporciona caudal conceptual a su auditorio, a su alumnado, sino que es aquel que, junto al caudal conceptual, despierta en su alumnado, en su auditorio, el espíritu crítico.

Considerando estas premisas, no solo crean de manera dogmática, porque esta carece de valores y difícilmente se puede considerar este aspecto para evaluar por el fruto a las personas, de allí tanta corrupción en la política.

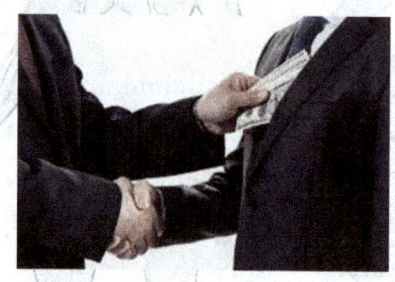

Ellos tienen que razonar, pensar, meditar, experimentar, instruirse en desarrollar el Ser primero. Los propios maestros espirituales, indican que la humanidad está enfocando su vida al revés. Primero Tener, para luego hacer y después Ser, cuando es al revés, primero desarrollar el Ser, para luego hacer y después tener,

Sacar sus propias conclusiones, si experimentan ustedes estos conceptos que hemos comentado hasta aquí, esto es lo que tendrá valor, si no lo experimentan, se lo creen de forma dogmática dentro de poco tiempo lo olvidará no le servirá de nada.

Quedarán en la misma situación de egomanía como estamos la mayoría, sobre todo razonen piensen, experimenten y lleguen a sus propias conclusiones, conforme estemos en el camino de la evolución, encontraremos más respuestas a nuestras interrogantes.

El Fractalista: **El ego puede afectarnos psicosomáticamente de muchas maneras, por ejemplo, los diferentes tipos de obesidad, para la Biodescodificación, es un problema emocional que se refleja en el cuerpo como mecanismos de defensa, de acorde al tipo de acumulación de grasa en el cuerpo, la Biodescodificación hecha por un terapeuta experimentado, determinará qué tipo de bloqueo emocional está alterando su metabolismo. Así mismo, psicosomáticamente también hay frecuencias emocionales que afecta a nuestros órganos:**

El miedo afecta el riñón, la preocupación el cerebro, el enfado el hígado, la tristeza los pulmones, el estrés el corazón, la angustia el estómago.

CAPÍTULO 15

Algunas de las Teorías Físicas Existentes

PRIMERA PARTE

El Fractalista

Hay una variedad de teorías, algunas con menos apoyo que otras, y teorías similares llamadas supersimetría (fractales a mayor y menor escala basados en la partícula que se encuentra en un laboratorio) una teoría experimental u opcional que pretende explicar algunas propiedades de algunas partículas , como los bosones y los fermiones, lo cierto es que con el paso de los años, una teoría va dejando obsoleta a otra y en este capítulo de esta primera parte, expongo varias narrativas, encontradas online.

Lo que quiero es dejar claro, que puede pasar mucho tiempo, antes de que descubran el verdadero comienzo en lo que concierne al complejo estudio del universo, porque no todo lo que se descubre es el final del todo ya que siempre habrá nuevos descubrimientos de subpartículas, como verás en este tratado.

Partículas tras partículas y como dije, pueden derrochar el tiempo descubriendo una partícula tras otra, y quizás no sepan que están descubriendo el fractal de una partícula a menor escala, porque en eso trabaja la física actualmente determinando las medidas de cada partucula encontrada.

12 Partículas Elementales

Los científicos de hoy en día no saben realmente si esas 12 son las únicas partículas elementales o si hay más que actualmente son inaccesibles para los aceleradores de partículas actuales.

El Fractalista: si buscas descomponer una partícula, para encontrar una más pequeña, lo que vas a obtener es otra partícula de menor escala que la primera, es decir, lo que estás encontrando es un fractal de menor escala con las mismas funciones que la partícula principal.

De aquí se desprende desde la perspectiva de la teoría del fractalismo científico que el Bosón de Higgs, por ejemplo, se obtuvo de una colisión de partículas (Protones) realizada en un acelerador de partículas en el año 2012.

Así concluimos que el Bosón de Higgs es una partícula (fractal) de menor escala, obtenida a partir de protones, y que esta dimensión fractal dirigida hacia el decrecimiento escalar nos lleva a una partícula de menor escala que es el bosón de Higgs y así sucesivamente.

La insistencia de los científicos en explorar partícula tras partícula no hará más que confirmar que el tamaño, la masa y el peso molecular de una partícula, como se verá más adelante, son proporcionalmente similares a la partícula anterior, una constante en distintas magnitudes que se puede medir.

Si los científicos no consideran la secuencia fractal infinita, gastarán millones de dólares en el diseño de aceleradores de partículas u otros mecanismos para encontrar partículas más pequeñas que las anteriores.

Cuando lo que deberían hacer es confirmar este postulado y contrastarlo con los hallazgos ya realizados en cuanto a las medidas y peso de las partículas entre sí, lo que sólo confirmaría que la teoría del fractalismo científico está en consonancia con parte de sus estudios hasta la fecha.

Teoría que expone a los científicos en su insistente búsqueda por explicar el origen de la materia dentro de una partícula de energía, esto es ridículo por el principio de la secuencia fractal que desconocían.

Partiendo del ser humano que está compuesto de átomos, y esto se entiende como energía, no hay razón para seguir buscando en sus partículas energéticas, eso que llaman materia cuando la fisicalidad del ser humano se debe a la vibración de sus átomos, al igual que las piedras, también compuestas de átomos que su dureza se debe al principio de la vibración.

Por otro lado, lo que mantiene unido todo el conjunto de moléculas y átomos que componen al ser humano es la firma del universo, la fuerza divina, o el sello de Dios, es lo que los físicos llaman la fuerza nuclear fuerte, que vamos a hablar de más tarde.

PRINCIPIO DE VIBRACIÓN (EL KYBALIÓN)

"Nada está inmóvil; todo se mueve; todo vibra"

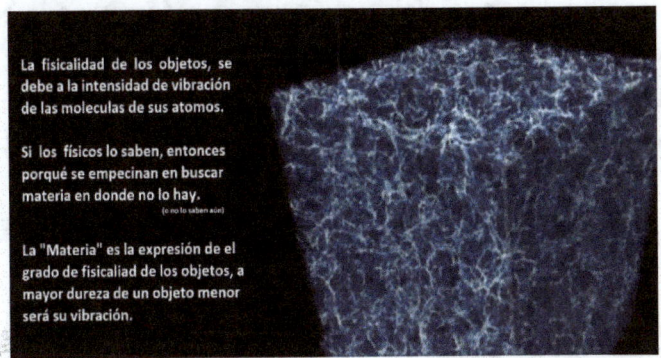

La fisicalidad de los objetos, se debe a la intensidad de vibración de las moleculas de sus atomos.

Si los físicos lo saben, entonces porqué se empecinan en buscar materia en donde no lo hay.
(o no lo saben aún)

La "Materia" es la expresión de el grado de fisicaliad de los objetos, a mayor dureza de un objeto menor será su vibración.

¿Qué deben considerar los físicos en la actualidad?

Es necesario considerar primero que la composición de un ser humano está formada por moléculas y átomos, siendo entonces parte de nuestra composición como materia sutil.

Lo palpable, eso que llamamos materia que podemos percibir tocándonos y abrazándonos, se debe a la velocidad de vibración de nuestras partículas, si estas partículas se mantienen unidas como el contenido de nucleótidos dentro del núcleo de un átomo, es debido a la fuerza nuclear fuerte, que es una de las 4 fuerzas fundamentales que permite que los componentes del núcleo atómico se mantengan unidos y así no se dispersen en partículas fractales en todo el universo.

Para que podamos entender cómo funciona el aspecto vibratorio en los seres humanos, tomaremos como ejemplo una serie conocida a nivel mundial como es el superhéroe ficticio "Flash", en algunos capítulos se pudo observar como en un mismo lugar, podría vibrar a tal velocidad, que su presencia no podía ser percibida por el ojo humano.

Físicos y científicos tratan de unificar la física materialista convencional con la física cuántica con fórmulas y ecuaciones matemáticas, cuando podrían comenzar a considerar la ley de vibración y así validar sus estudios que hasta el momento no tienen un sustento válido como luego verán.

Estudio sobre algunas particulas

Fractalista: En el siguiente artículo verás que se menciona que las partículas tienen las mismas propiedades, esto quiere decir que provienen de la misma fuente, y difieren en peso y consecuentemente en tamaño (Fractal)

Repasemos brevemente las partículas elementales que se conocen hasta ahora.

Además del electrón, existen otros dos leptones cargados eléctricamente: el muón, que se descubrió en los rayos cósmicos en 1930, y el tau, descubierto en 1975.

El muón y la tau tienen las mismas propiedades que el electrón, salvo que son muchos más grande y pesados.

Un muón pesa unas 200 veces más que un electrón, mientras que un tau es 4.000 veces más pesado.

El Fractalista: en este párrafo vemos que un Muón pesa 200 veces más que un electrón, por lo tanto: "un Muón es un fractal en una escala mayor que un electrón, porque pesa 200 veces más que el electrón y de la misma manera Tú Se puede decir que un electrón es un fractal a menor escala que un muón, porque su peso es menor que el del muón, pero ambos tienen las mismas propiedades, en este sentido, en la secuencia fractal, tanto a mayor como a menor escala. , no tiene fin, la proyección es infinita (universo dentro de otro universo), eso es lo que sustenta la teoría de mi autoría "Fractalismo Científico", continuando con las narraciones de ciertos artículos encontrados, veremos experimentos y descubrimientos que aún no se han validado.

Por cada leptón con carga eléctrica hay un neutrino (que no tiene carga eléctrica). Durante mucho tiempo se pensó que los neutrinos no tenían masa, pero hoy se sabe que no es así, aunque su masa es muy pequeña comparada con la de los electrones.

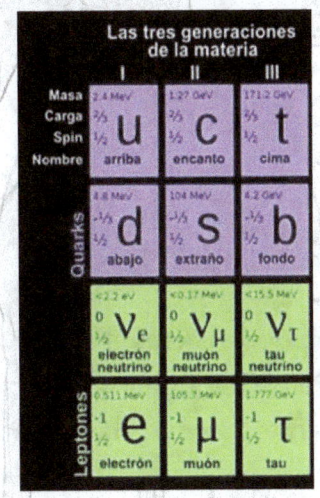

Ahora sabemos que hay tres tipos diferentes de leptones, del mismo modo solo hay tres tipos diferentes de quarks.

No hay respuesta a por qué solo hay tres tipos de familias, sin embargo, estamos razonablemente seguros de que solo hay tres tipos diferentes de neutrinos.

La mejor medida existente del número de neutrinos procede del estudio de la desintegración del bosón Z (uno de los mediadores de la interacción débil). Esta partícula puede decaer en cualquier neutrino junto con su correspondiente antineutrino, cuantos más tipos de neutrinos haya, más corta será la vida media del bosón Z.

Mediciones indirectas de dicha vida media han demostrado que el número de tipos diferentes de neutrinos es 3 (si son neutrinos con una masa inferior a la mitad de la masa del bosón Z). La correspondencia entre los seis quarks del Modelo Estándar y los seis leptones, entre los que se encuentran los tres neutrinos, hace intuir a los físicos que deberían existir exactamente tres tipos de neutrinos, ni más ni menos.

El Fractalista: como se pudo ver, se mencionan las medidas de ciertas partículas que pertenecen en proporción a otras.

Narrativa 1

Nuestra mejor teoría del Universo se tambalea

Según la web de Xataka, el Fermilab (Laboratorio Nacional de Aceleradores Fermi del Departamento de Energía) encuentra pruebas contundentes de que hay algo más allá de las leyes actuales de la física.

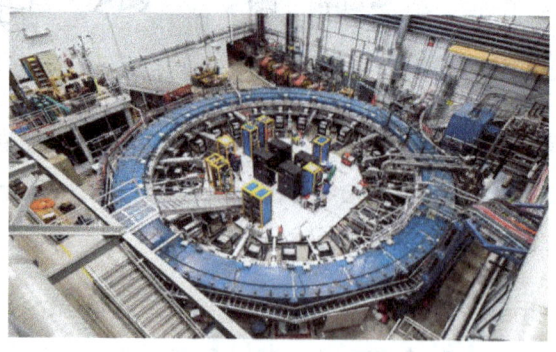

Estamos a punto de desafiar las leyes actuales de la física.

Fermilab y un equipo internacional de 200 científicos han publicado los primeros resultados de su experimento Muon g-2 y han encontrado evidencia importante de que el modelo estándar de física de partículas no es suficiente para explicar lo que se ha observado.

Un experimento realizado con una precisión sin precedentes y que anticipa la posible existencia de una fuerza o partícula desconocida.

El Fractalista: ¿partícula desconocida? A estas alturas, el lector debería haber entendido que lo que está tratando de encontrar es un fractal de una partícula en una escala más pequeña que la partícula anterior.

Es un día extraordinario, dicen, y también espero que lo sea para mí algún día, y que este manual sea válido como para un premio Nobel, aunque no pertenezca a las grandes universidades del grupo de poder mundial de la ciencia.

Me pregunto cómo lo tomarán. ¿Se ofenderán?

El egocentrismo y otros síndromes similares como el de Procusto, así como el ego médico, son reacciones que provienen del cerebro reptiliano, una característica primitiva que prevalece en el ser humano y que no perdona cuando una persona se sale del colectivo.

Pues yo me aferro a esta afirmación bíblica ubicada en: 1 Corintios 1:27-31 - Pero lo necio del mundo escogió Dios, para avergonzar a los sabios; y lo débil del mundo escogió Dios, para avergonzar a lo fuerte; y lo vil que es menospreciado escogió Dios, y lo que no es, para deshacer lo que es.

De seguro, que habran muchos como yo, que están ya recibiendo información que está contrastarando con lo establecido.

Continuando con la narrativa: "Es un día extraordinario para toda la comunidad internacional", explican los responsables del experimento, que comparan este hallazgo con la llegada del primer Rover a Marte.

La partícula analizada es el muón, como el electrón, pero mucho más pesado. Los científicos han descubierto que estos muones no actúan según lo previsto cuando se envían a través de un fuerte campo magnético. En Fermilab, el Laboratorio Nacional de Física de Alta Energía de EE. UU., que alberga el segundo acelerador de partículas más grande del mundo después del CERN.

Algo parece fallar en el Modelo Estándar

El resultado muestra que el muón se ve afectado por algo que no se encuentra en el Modelo Estándar, la teoría utilizada durante décadas. No es la primera vez que se plantea la posibilidad de que exista una fuerza o alguna partícula más allá, de hecho, se considera ampliamente entre la comunidad científica que la teoría no está completa, pero es la primera vez que se realiza un experimento de esta magnitud y hay datos tan claros que algo anda mal.

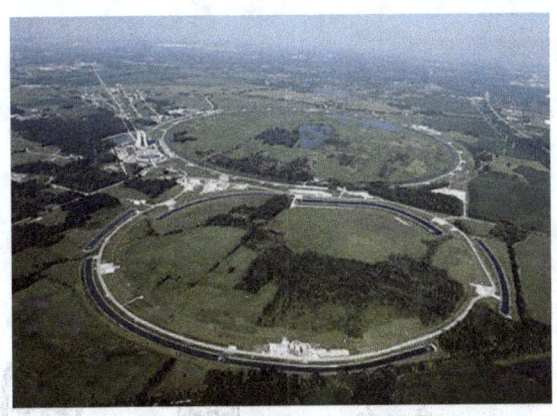

En 2011, una serie de experimentos relacionados en el Laboratorio Nacional de Brookhaven también anticipó esta posibilidad. Recientemente, en marzo de 2021, en el CERN se obtuvo un "resultado intrigante" con muones que apuntaba a una posible ruptura en la universalidad de los leptones.

El cálculo del experimento gira en torno al factor g del muón, que se puede calcular con una enorme precisión. Estos datos reflejan las interacciones del muón con todo lo demás en el universo. Sin embargo, los resultados no coinciden con la teoría. No al menos cuando se consideran las cuatro fuerzas fundamentales conocidas: interacción gravitatoria, nuclear débil, electromagnética y nuclear fuerte.

"Esta es una fuerte evidencia de que el muon es sensible a algo que no está en nuestra mejor teoría", explica Renee Fatemi, física de la Universidad de Kentucky que supervisa las simulaciones para el experimento Muon g-2.

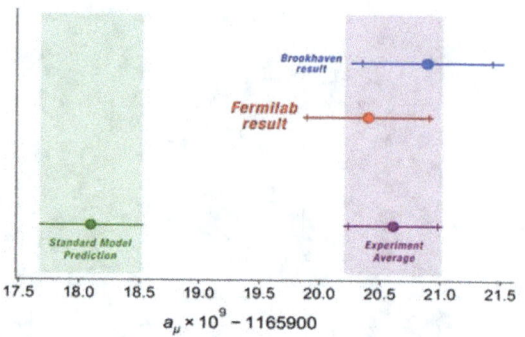

Los resultados muestran una diferencia con la teoría con un significado de 4,2 sigma, justo por debajo de los 5 sigma (o desviaciones estándar) que los científicos requieren para confirmar un descubrimiento. En términos estadísticos, la probabilidad de que estos resultados sean un punto de desviación sería de aproximadamente 1 en 40.000.

En Fermilab actualmente están analizando los datos de un segundo y tercer experimento con muones. Está en marcha un cuarto envío de estos muones a través del superanillo magnético de 15 metros y está previsto un quinto proceso. Ahora, se ha analizado menos del 6% de los datos que finalmente se recogerán, pero ya se está comprobando que los resultados apuntan hacia territorio desconocido.

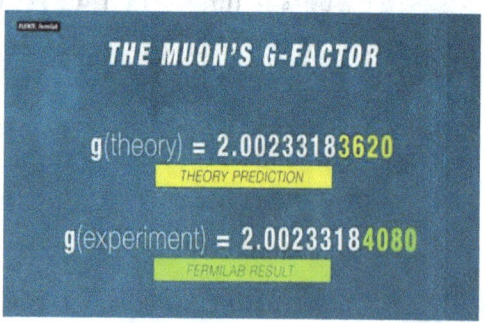

La desviación del factor-g del muón, que teóricamente

debería ser igual a 2, podría explicarse por la presencia de partículas subatómicas desconocidas o una posible quinta fuerza fundamental. Ahora se desconoce qué puede causar esta desviación. Un trabajo que se espera que mantenga ocupados a los físicos durante los próximos años.

Narrativa 2

Tres experimentos de física cuántica "imposibles" que se ha demostrado que funcionan y son muy difíciles de creer.

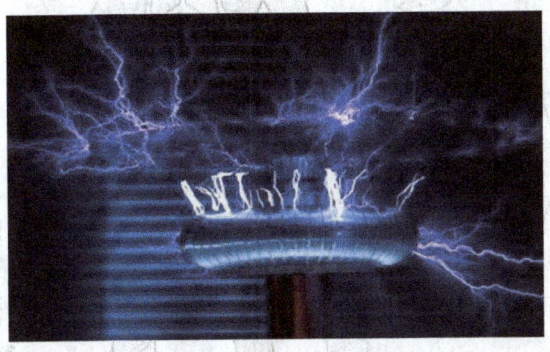

"Si crees que entiendes la física cuántica, realmente no es así". No lo decimos. Dice Richard Feynman, Premio Nobel de Física de 1965 por sus contribuciones a la electrodinámica cuántica y uno de los científicos más admirados del siglo XX. La mecánica cuántica estudia las leyes que rigen el mundo de lo diminuto, de las partículas y las interacciones a las que están expuestas las estructuras atómicas y subatómicas. Y la mayoría de esas reglas son radicalmente diferentes de las leyes con las que nos hemos familiarizado en el mundo en el que vivimos. En el mundo macroscópico.

Tanto Feynman como otros científicos que también han hecho importantes contribuciones a la mecánica cuántica han argumentado con vehemencia que intentar comprender esta rama de la física es un esfuerzo inútil. Sus leyes son tan diferentes de las que estamos acostumbrados a observar en el mundo macroscópico que están más allá de nuestra comprensión. Por ello, es razonable aceptarlos una vez que hayan sido confirmados experimentalmente. No más. Tómalos como las leyes que describen el comportamiento del Universo, y que pueden no tener un propósito. O tal vez sí.

"Las leyes de la mecánica cuántica son tan diferentes de las que estamos acostumbrados a observar en el mundo macroscópico que están más allá de nuestra comprensión. Es razonable aceptarlos una vez que hayan sido confirmados experimentalmente. Sin darles más vueltas"

Aceptar la complejidad y la capacidad de analizar nuestro mundo desde la perspectiva de la física cuántica es posiblemente la mejor forma de reconciliarnos con esta disciplina científica. Los tres experimentos que vamos a presentar en este artículo ilustran perfectamente lo antinutritivo que es este campo. Y qué emocionante puede ser si lo abrazas aceptando tu incapacidad para entender sus leyes. Posiblemente en el futuro tengamos que seguir contentándonos con describirlos como sugiere Richard Feynman con otra frase suya que merecidamente ha quedado en la posteridad: «Debes tener la mente abierta, pero no tanto que el cerebro se te caiga al suelo».

El Fractalista: mente abierta para aceptar que el Fractalismo Científico es una guía basada en principios que conviven con nosotros y se basa en estos principios, lo que corresponde con una mente abierta para considerar, para establecer leyes válidas que tanto los científicos como los investigadores buscan.

El Experimento de Stern y Gerlach

El espín es una cantidad cuántica. Lo sabemos gracias al experimento que los físicos alemanes Otto Stern y Walther Gerlach llevaron a cabo en 1922. Esa investigación fue crucial para fortalecer las bases experimentales de la mecánica cuántica y nos ayudó a comprender que las partículas tienen propiedades cuánticas. Y que, lo que es aún más sorprendente, cuando medimos estas propiedades, las estamos alterando por el mero hecho de observarlas. Pero empecemos por el principio.

"El experimento de Otto Stern y Walther Gerlach fue crucial para consolidar las bases experimentales de la mecánica cuántica y nos ayudó a comprender que las partículas tienen propiedades cuánticas"

Lo que hicieron Stern y Gerlach en su experimento fue lanzar un haz de átomos de plata para hacerlos chocar con una pantalla después de haber atravesado un campo magnético no homogéneo generado por un imán. Los átomos de plata tienen un momento magnético que hace que interactúen con el campo magnético, y al observar la pantalla estos físicos se dieron cuenta de que algunos átomos se habían desviado hacia arriba y otros hacia abajo. Pero lo realmente sorprendente fue que la huella dejada por los átomos al impactar en la pantalla no cubrió todos los valores posibles del espín.

Solo había dos grandes zonas de impacto claramente ubicadas, de modo que una de ellas correspondía al espín positivo, y la otra al espín negativo, lo que refleja con claridad cristalina que se trata de una magnitud cuántica que no tiene correspondencia en el mundo macroscópico. que observamos en nuestro día a día. En ese caso, ¿qué es el giro? No es fácil definirlo de forma fácilmente comprensible, pero podemos imaginarlo como un giro característico de las partículas elementales sobre sí mismas que tiene un valor fijo y que, junto con la carga eléctrica, es una de las propiedades intrínsecas de estas partículas.

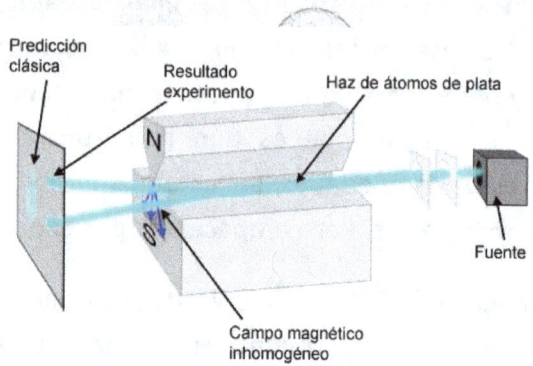

El electrón, que tiene spin 1/2, debe girar dos veces sobre sí mismo para recuperar su posición original. Esta característica es muy poco intuitiva, pero aún menos lo es el hecho de que medir el giro de una partícula en un eje destruye automáticamente la información de medición en cualquier otro eje. ¿Por qué? Simplemente porque las leyes de los sistemas atómicos y subatómicos así lo dictan. Como nos recuerda Feynman, lo mejor es suponer que la naturaleza se comporta de esta manera y no hacer vanos esfuerzos para tratar de entender a qué se debe este comportamiento.

El Fractalista: Me gusta mucho esta conclusión de no hacer vanos esfuerzos por explicar, intentar, buscar, experimentar por un camino que solo conduce a fracasos, conclusiones y expectativas inválidas.

El Efecto Zenón Cuántico

El nombre de este fenómeno se debe a Zenón de Elea, filósofo griego del siglo V a.C. C. discípulo de Parménides, y fue descrito por primera vez por Alan Turing, el matemático inglés que sentó las bases de los algoritmos y la inteligencia artificial, entre otros logros por los que ha pasado merecidamente a la historia.

Turing se dio cuenta de que si observas un estado cuántico retardarás su evolución en el tiempo, de modo que si lo observas un número infinito de veces permanecerá en ese mismo estado indefinidamente. Una vez más, este es un fenómeno contrario a la intuición que, a pesar de lo extraño que es, ha sido probado experimentalmente muchas veces.

"Alan Turing estableció que si observas un estado cuántico un número infinito de veces permanecerá en ese mismo estado indefinidamente".

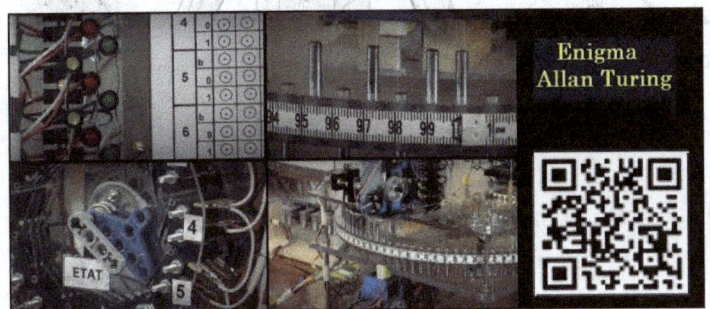

Curiosamente, este fenómeno juega un papel esencial en el funcionamiento de las computadoras cuánticas.

Para entender por qué necesitamos revisar el principio de superposición de estados, que argumenta que en un procesador cuántico de n qubits un estado particular de la máquina es una combinación de todas las colecciones posibles de n unos y ceros.

Cada una de estas posibles colecciones tiene una probabilidad que nos dice de alguna manera, cuánto de esa colección se encuentra en el estado interno de la máquina, la cual está determinada por la combinación de todas las posibles colecciones en una proporción específica indicada por la probabilidad de cada uno de ellos.

Como se puede apreciar, es un tema complejo, pero aún no hemos llegado a la parte más interesante: el efecto de superposición cuántica solo dura hasta el instante en que medimos el valor de un qubit. Cuando realizamos esta operación, la superposición colapsa y los qubits asumen un único valor, que será 0 o 1.

Así funcionan los ordenadores cuánticos sin entrar en detalles aún más complicados. El colapso del estado de los qubits fue descrito por Alan Turing mucho antes de la invención de estas máquinas, lo que refleja el inmenso legado que nos ha dejado este colosal científico.

La doble rendija de Thomas Young

El experimento de la doble rendija fue diseñado por el científico inglés Thomas Young en 1801 con el propósito de averiguar si la luz tiene naturaleza ondulatoria o si, por el contrario, está formada por partículas. El resultado que obtuvo en ese momento le llevó a pensar que, como habían predicho mucho antes Hooke y Huygens, la luz estaba formada por ondas. Lo que Young no podía imaginar es que muchos años después, a principios del siglo XX, su experimento se repetiría muchas veces para demostrar la dualidad onda-partícula, que es uno de los principios fundamentales de la mecánica cuántica.

"El experimento de la doble rendija se usa para demostrar la naturaleza ondulatoria de la luz y la dualidad onda-partícula de la materia".

Este fenómeno cuántico ha sido empíricamente demostrado innumerables veces y revela que no existe una diferencia fundamental entre partículas y ondas; las partículas pueden exhibir el mismo comportamiento que las ondas en algunos experimentos y conservar su naturaleza discreta en otros. A lo largo del siglo 20, el experimento de Young se fue refinando gradualmente, y durante décadas los científicos han estado convencidos tanto de la naturaleza ondulatoria de la luz como de la dualidad onda-partícula de la materia.

En su forma más sofisticada, el experimento de la doble rendija consiste en lanzar una sucesión de electrones (aunque también se pueden utilizar protones o neutrones) hacia una pantalla, pero de forma que se interponga una lámina entre la fuente de electrones y la pantalla.

Previamente se han realizado dos cortes excepcionalmente finos al lanzar los electrones uno a uno hacia las rendijas y luego analizar en qué zona de la pantalla han golpeado, los científicos han comprobado que cada electrón pasó por ambas rendijas simultáneamente, lo que demuestra efectivamente que se están comportando como si fueran ondas.

En el experimento original de Thomas Young, usó un haz de luz en lugar de electrones, pero el patrón de interferencia que obtuvo en la pantalla era esencialmente el mismo que obtienen los científicos de hoy cuando usan electrones u otras partículas.

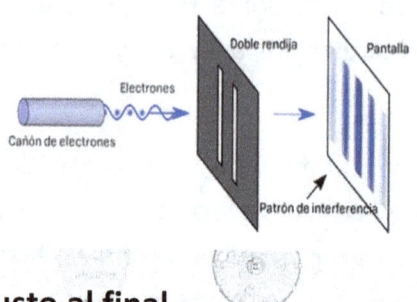

Doble rendija

Pantalla

Electrones

Cañón de electrones

Patrón de interferencia

Lo mejor viene justo al final

Si lo que hemos visto hasta ahora a lo largo de este artículo os ha parecido sorprendente, preparaos.

Si detrás de la doble rendija colocamos un instrumento que nos permita medir por cuál pasa cada electrón, el patrón de interferencia desaparece. Esto significa que en el momento en que decidimos medir por qué rendija pasa un electrón, deja de comportarse como una onda y comienza a comportarse como una partícula. En ese momento comprobamos que solo pasa por una rendija, y no por las dos. De alguna manera, hemos eliminado el efecto cuántico.

Sin embargo, lo más improbable es que no importe cuándo decidamos llevar a cabo la medida. Si usamos el instrumento para comprobar por qué rendija ha pasado una partícula mucho después de haber pasado y golpeado la pantalla, también se elimina el efecto cuántico, por lo que estamos alterando algo que ha sucedido antes y que describe la forma en que se ha movido la partícula en la pantalla.

Como vemos, Richard Feynman tenía razón, es preferible que aceptemos que la mecánica cuántica funciona así porque es lo que nos dicen los experimentos, de nada sirve insistir en este asunto.

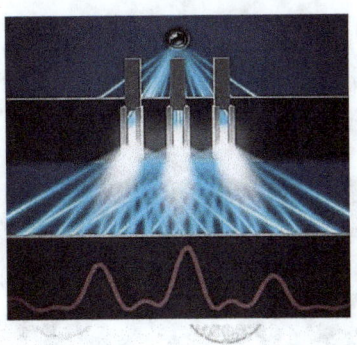

Narrativa 3

"La teoría del Universo está en jaque"

Un presentador de noticias, en un video que encontré en línea, nos dice que toda la teoría del universo puede estar equivocada, y después de algunos experimentos en el Laboratorio de Física de Alta Energía en los Estados Unidos, parece probable que exista una puerta o una superpartícula atómica. fuerza que hasta ahora no sabíamos que existía, esto haría temblar las leyes actuales de la física.

En este experimento se ha encontrado evidencia de que el modelo estándar de la física de partículas actual no es suficiente para explicar lo observado.

Fermilab, laboratorio pionero en física de partículas y un equipo internacional de doscientos científicos, ha publicado los primeros resultados de su experimento MUON-G2, en el que han estado analizando la partícula denominada muón.

El Muón es una partícula subatómica similar al electrón, aunque más pesada. El descubrimiento es que estos muones no actúan como se pensaba cuando son enviados a través de un campo magnético intenso como decimos, estas pruebas se han hecho en Fermilab, que tiene el segundo acelerador de partículas más grande del mundo después del CERN.

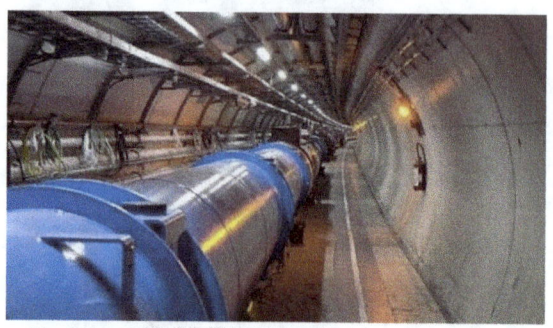

Esto significa que el muón está siendo afectado por algo, una fuerza o una partícula, que hasta ahora no estaba contemplado en el modelo estándar.

Hay algo que se nos escapa, no es la primera vez que hay sospechas de que existe otra partícula u otra fuerza, pero sí es la primera vez que hay datos claros de que algo anda mal.

El cálculo del experimento gira en torno al factor G del muón, que es una magnitud que se puede calcular con mucha precisión, estos datos reflejan las interacciones que tiene el muón con todo lo demás en el universo, bueno, es que los resultados obtenidos no coinciden con los resultados que dice la teoría.

Es decir, si la teoría dice que el factor G tiene que ser 18 en este experimento, el resultado ha sido veinticinco y como decíamos, es un dato que está calculado con mucha precisión, de forma que podemos sacar una idea en términos estadísticos, la posibilidad de que estos resultados fueran simplemente una desviación puntual es de aproximadamente uno en cuarenta mil, esta es una fuerte evidencia de que el muón es sensible a algo, lo cual no está en nuestra mejor teoría.

En el Fermilab están analizando los datos recogidos de un segundo y un tercer experimento con muones, y ya están realizando un cuarto envío de estos muones a través del superanillo magnético de quince metros, e incluso se están planteando realizar un quinto. En el proceso, hasta ahora se ha analizado menos del 6% de todos los datos que tendremos cuando finalice todo el proceso, pero por lo que podemos ver hasta ahora, nos dirigimos a un territorio desconocido.

Quién sabe si dentro de unos meses estaremos confirmando la noticia de que existe una partícula subatómica, que hasta ahora no sabíamos que existía.

El Fractalista: Físicos, siempre existirá una partícula más pequeña que la anterior con las mismas propiedades, eso en términos del Fractalismo Científico se llama "Principio Fractal de las partículas".

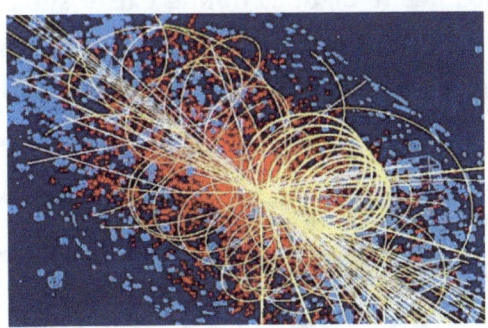

Narrativa 4

La Supersimetría de nuevas Partículas

Del gravitón al monopolo magnético: las hipotéticas partículas subatómicas que predicen algunas teorías físicas y que aún no hemos encontrado.

En ese momento, el bosón de Higgs era una partícula hipotética. También lo fue el fotón o los bosones W y Z.

Todos encajan en el modelo estándar de la física de partículas. Una teoría que con el paso de los años y las sucesivas mejoras en los aceleradores se ha ido consolidando, aún así, todavía hay un gran número de partículas subatómicas donde, a pesar de las teorías que predicen su existencia, aún no han sido detectadas empíricamente.

En este grupo de hipotéticas partículas subatómicas, encontramos desde algunas donde existe suficiente evidencia y consenso, como el gravitón, hasta otras, como los taquiones, donde solo tienen cabida en modelos teóricos con menor sustento.

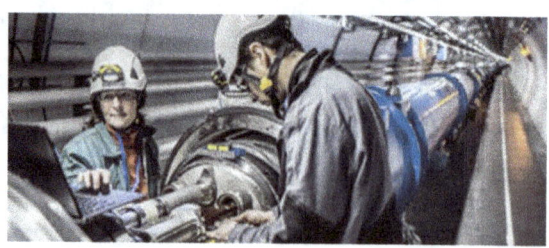

Gravitón

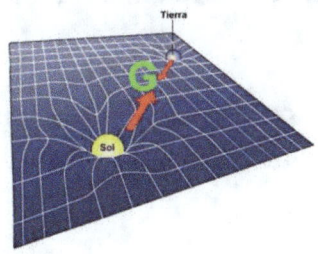

El gravitón es una partícula bosónica hipotética que sería el transmisor de la interacción gravitatoria en la mayoría de los modelos de gravedad cuántica.

Esta partícula fue teorizada en 1930 por un grupo de científicos, luego de varias complicaciones con la creación de una teoría del todo.

Se sabía que la luz era un fotón; la carga negativa, un electrón; la masa, un bosón; pero sin importar lo que intentaran, la gravedad no conectó correctamente con las teorías. Para solucionar esto, intentaron asimilarlo a una partícula, aun así, sus matemáticas se derrumbaron, por eso se ideó la teoría de cuerdas, para poder hacer cálculos precisos.

De acuerdo con las propiedades del campo gravitatorio, el gravitón debe ser un bosón de espín par (2 en este caso), ya que está asociado a un campo tensorial clásico de segundo orden. Respecto a la masa del gravitón, las medidas experimentales dan una cota superior del orden de mg = 1,6 × 10−69 kg,3 aunque podría ser exactamente cero.

La teoría cuántica de campos se considera bastante exitosa para describir el universo y predice la existencia de este bosón que operaría de manera similar al fotón. Su masa estaría por debajo de 1,6 x 10-66 g, aunque no se descarta que sea totalmente nula, pues lleva tan poca energía que su detección es sumamente difícil.

Una de las posibilidades propuestas es buscarlos alrededor de eventos gravitacionales extremos como las fusiones de agujeros negros.

Se han hecho muchos intentos para introducir el gravitón, hasta ahora invisible, que funcionaría de manera análoga a la del fotón y los otros bosones de calibre, sin embargo, existen problemas matemáticos específicos asociados con la forma en que opera la gravedad que no han permitido el desarrollo de una teoría cuántica de la gravitación hasta el momento.

Taquión

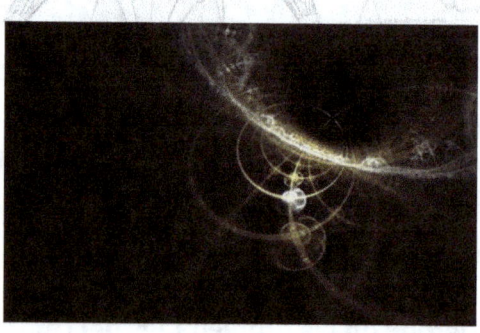

El físico Arnold Sommerfeld fue el primero en hablar de ellos a principios del siglo XX, pero no fue hasta 1967 que Gerald Feinberg los nombró. Es una de las partículas subatómicas hipotéticas más populares en la ciencia ficción, ya que su existencia podría implicar que el principio de causalidad y el viaje en el tiempo sería una posibilidad.

Nos referimos a un taquión como aquella partícula que

sería capaz de moverse más rápido que la luz. Una partícula superlumínica que no podía ser observada y que, según la Teoría de la Relatividad de Einstein, tendría una masa imaginaria y un tiempo propio.

En la teoría cuántica de campos y en algunas versiones de la teoría de cuerdas se establece su existencia, ya que matemáticamente existen elementos para ubicar el ajuste de estas partículas.

En 2011, un experimento del CERN causó gran revuelo al detectar que un neutrino tau había viajado más rápido que la luz. Sin embargo, las revisiones posteriores indicaron que había sido una mala lectura.

Sleptón y Squarks

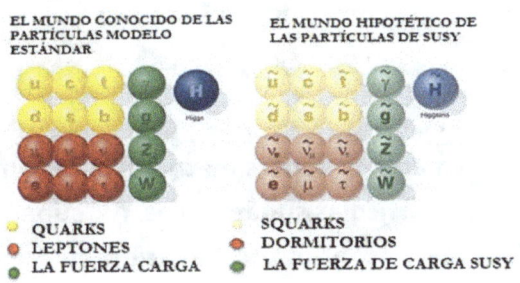

Supersimetría

La supersimetría, también conocida en inglés por las siglas SUSY, es una extensión del Modelo Estándar de Partículas. Ahora bien, la existencia de esta supersimetría no ha sido verificada experimentalmente, pero es una teoría ampliamente utilizada para explicar algunas propiedades de los bosones y fermiones.

Una de las consecuencias de esta supersimetría es la

existencia de "supersocios"; de aquí surgirían los leptones, los correspondientes a los leptones, pero de espín 1, y los Squarks, las súper partículas compañeras de los distintos quarks, de espín 0. Entre estos grupos de partículas, encontramos toda una serie de nuevas partículas hipotéticas.

Durante los años 80 era una teoría extremadamente popular, pero la falta de pruebas durante la puesta en marcha del Gran Colisionador de Hadrones en el CERN ha suscitado muchas dudas.

Chargino, fotino, wino, zino, gravitino, gluino.

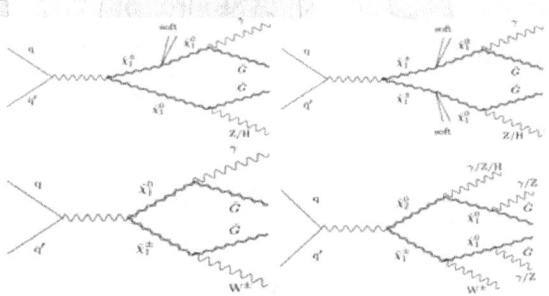

De confirmarse la supersimetría, nos encontraríamos ante muchas nuevas partículas subatómicas. Al "super compañero" se le suele denominar con una terminación en "-ino", de ahí que tengamos el Chargino para los fermiones cargados eléctricamente, el Higgsino para el correspondiente al Bosón de Higgs, el wino para el bosón W o el fotino, para el fotón.

Asimismo, en esta categoría de partículas hipotéticas se encuentra el neutralino, considerado un buen candidato a "partícula masiva de interacción débil" (WIMP). Un tipo de partículas que podrían explicar el origen de la materia oscura.

Fractalista: como se observará, todavía quieren seguir

encontrando materia donde no la hay, recordando que la fisicalidad de las cosas se debe a la velocidad de vibración con la que vibra cada supuesta cosa que está compuesta por átomos.

Odderón

Hasta hace unas semanas, el Odderón era una partícula hipotética, aunque el LHC del CERN ha confirmado su existencia, 50 años después de su predicción. Se trata de una rara combinación de tres partículas fundamentales.

Simone Giani, portavoz del CERN, explica que el hallazgo "prueba las más profundas ideas de la teoría cuántica de la cromodinámica, sobre todo la que define que los gluones interactúan entre ellos y que un número impar de ellos pueden ser 'incoloros' y con ello ocultar sus interacciones".

Axión

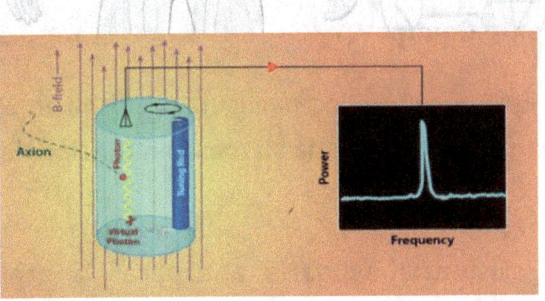

Otro de los candidatos para explicar la materia oscura es el axión. Su existencia fue postulada en 1977 por la teoría de Peccei-Quinn y estaríamos ante una partícula de masa muy pequeña y sin carga eléctrica. Según los teóricos, algunos fotones podrían convertirse temporalmente en axiones. Esto ayudaría a explicar por qué los fotones de alta energía pueden evitar ser absorbidos por la radiación de fondo.

Durante las primeras etapas del universo se habrían producido una gran cantidad de estos axiones, pero por el momento estamos lejos de comprobar su existencia.

En la Universidad de Washington se encuentra el experimento ADMX que podría detectar si la materia oscura está compuesta por estas hipotéticas partículas.

Camaleón

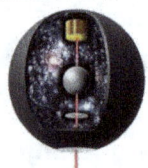

En Fermilab, además de la búsqueda de axiones, también están tratando de encontrar rastros de camaleones con el experimento GammeV.

Estamos ante una partícula predicha en 2003 por Khoury y Weltman y donde vendría su masa en función de la densidad de energía.

Su existencia ayudaría a explicar la aceleración de la expansión del universo, siendo en este caso una de las partículas candidatas para explicar la energía oscura.

Para probar la Teoría del Camaleón, se intentó detectarlos en 2010, sin éxito. Hoy en día se siguen realizando simulaciones para saber cómo podrían encajar.

Gravifotón

Tal y como describe la teoría de Kaluza-Klein, una

generalización de la relatividad general, el gravifotón sería una partícula análoga al fotón, pero resultado del campo gravitatorio. Estaríamos ante un "súper compañero" del gravitón. A diferencia de este último, también podría proporcionar una fuerza repulsiva y, por lo tanto, una especie de antigravedad.

En 1979, J. Scherk intentó investigar y modelizar su existencia, pero de momento se suele incluir al gravifotón como una de las partículas más hipotéticas y sin una base firme sobre la que continuar su búsqueda.

Bosones X e Y

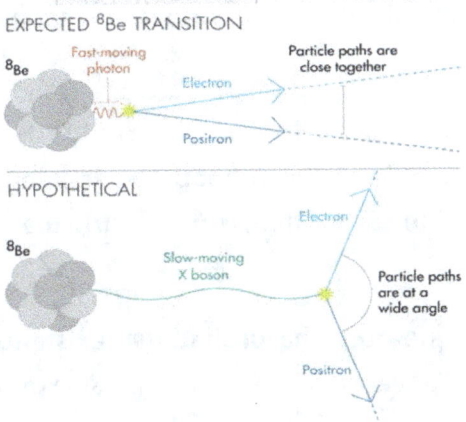

Los bosones X e Y son predichos por el modelo Georgi-Glashow, un intento de teoría de la gran unificación. Son análogos a los bosones W y Z y abrirían la posibilidad de nuevos fenómenos como el decaimiento de protones. Estos bosones hipotéticos se unirían a los quarks y leptones y permitirían la violación de la conservación del número bariónico. Siguiendo esta teoría, ayudaría a responder ¿por qué hay un exceso de materia con respecto a la antimateria?

Monopolo magnético

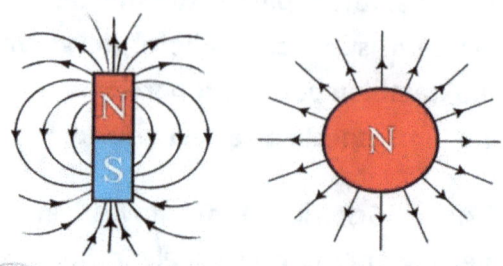

Paul Dirac, padre de la electrodinámica cuántica, no aceptaba la aparente asimetría de las ecuaciones de Maxwell. Debido a esta visión, formuló la existencia del monopolo magnético, una hipotética partícula elemental que solo contendría un polo magnético y por tanto sería el equivalente a la carga magnética.

En la década de 1970, Gerard 't Hooft y Aleksander Polyakov describieron los monopolos debido a las teorías de la gran unificación. Si existen, serían partículas extremadamente masivas.

Aunque no se ha probado su existencia, en los últimos años se han llevado a cabo diferentes experimentos que han analizado los monopolos magnéticos. Tanto en el Gran Colisionador de Hadrones con el experimento MOEDAL ("Monopole and Exotics Detector at the LHC"), en cristales, en ATLAS, en materia condensada o con el telescopio ANTARES.

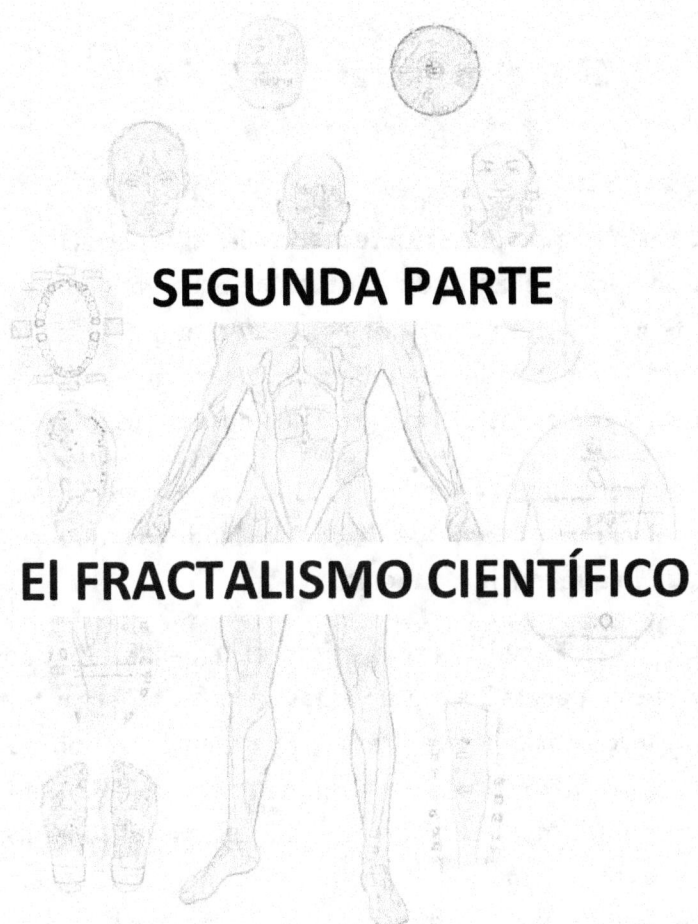

SEGUNDA PARTE

El FRACTALISMO CIENTÍFICO

El Código Secreto del Universo
El Fractalista

En todo este tiempo que me a tocado vivir, en especial los mas de 40 años dedicado al ámbito espiritual, he observado que muchos dicen tener las fórmulas, códigos, referente a el éxito y la prosperidad en la vida, cualquier título en un libro que haga referencia a ese aspecto, de seguro que despertará interés.

Así mismo al igual que los libros, también existen terapias que están relacionados con los tipos de bloqueos que impiden conseguir lo que muchos anhelan.

Constelaciones Familiares que tratan el tema de bloqueos por maldiciones o pactos hechos en vidas pasadas, tenemos también la Biodescodificación, que tratan los traumas adquiridos por maltrato familiar, el PSYCH-K que trata los pensamientos limitantes que impiden crear realidad, el método integra que ayuda a la transformación interna a través del subconsciente, las hipnoterapias y muchas otras terapias que ofrecen bienestar a las personas que lo requieran, y siempre en la línea de búsqueda del éxito y la creación de la realidad.

La efectividad de estas terapias al igual que los problemas de salud, deben tener las mismas características.

En el tema de salud, normalmente si tiene un síntoma, tendrás un fármaco recetado para dicho problema, para eso han estudiado los médicos, para medicar, asesorado por un visitador médico, que es el puente entre la industria farmacéutica y los doctores.

Pero al igual que las terapias mencionadas, la medicina convencional no consideran otros puntos de los muchos que existen para hacer un tratamiento integral, a continuación, les presentaré algunos de los puntos que deberían de ser considerados:

- El tratamiento personalizado.
- Nivelación de Chakras
- Patógenos o Reservorios activos
- Etiología de las enfermedades.
- Detección de asociaciones de microorganismos.
- Evaluación del estilo de vida.
- Los patógenos asociados.
- Evaluación de la vida sexual, las parejas pueden aumentar las asociaciones patológicas.
- Las Geopatías – Efectos de los cruces de las redes telúricas de la tierra.
- Las enfermedades psicosomáticas - emocional
- La alimentación, productos industrializados, alimentos mal lavados.
- Químicos industrializados (tartrazina), estelas químicas (Chamtrails).
- Vacunas, etc.

Como verán los títulos de libros con códigos secretos, las terapias mencionadas, al igual que las enfermedades hasta el momento, no se trata en forma integral, sino por separado.

El campo de las reflexologías también tiene ese mismo sistema, cada una de ellas como verán más adelante tratan los órganos internos del cuerpo individualmente, la auriculoterapia, la Iridología y la mas representativa y conocida es la reflexología podal que se trabaja masajeando los pies.

El lector en su incansable búsqueda habrá solicitado asistencia como yo en algunas de estas terapias mencionadas, sin resultado alguno.

Pues como les he explicado, no se trata de buscar un fármaco para un determinado problema de salud, o una terapia, para desbloquear la falta de prosperidad, pues también debe de haber otros factores que están involucrados en la vida de las personas.

Sobre ese aspecto quiero hacer mención sobre un pasaje bíblico que puede contestar a todas las interrogantes posibles.

El enunciado de seguro podría tener en ese momento un contexto diferente al actual, pero al menos puede darnos personalmente una pista de los que nos está sucediendo.

Conforme a la fe murieron todos estos sin haber recibido lo prometido, sino mirándolo de lejos, y creyéndolo, y saludándolo, y confesando que eran extranjeros y peregrinos sobre la tierra. Hebreos 11:13.

En este último enunciado, se describe un aspecto que de seguro muchos como yo, estamos experimentando y es la "Espectativa"

Existe un sintoma Psicológico llamado "Sindrome de Burnout", esta manifestación clínica es atribuido generalmente al estrés del trabajo, pero también puede causar el mismo efecto en las personas que esperamos en fe, ya sea por creencias o en mi caso, por las revelaciones que a Esta última afirmación describe un aspecto que seguramente muchos como yo estamos viviendo y es la "Expectativa"

Existe un síntoma psicológico llamado "Síndrome de Burnout", esta manifestación clínica generalmente se atribuye al estrés laboral pero también puede causar el mismo efecto en personas que esperan en la fe, ya sea por creencias o en mi caso, por revelaciones.

Revelaciones que atribuí a un plan divino, ya comenté que hace 18 años, luego de una mala experiencia política luego de una campaña donde me involucré por una invitación a concursar como teniente de alcalde, tuve una especie de revelación todas las mañanas durante semanas y me Trabajé incansablemente hasta que cristalizó al menos como idea en una página web, y lo fui transmitiendo con las tarjetas de presentación que muestro al final de los capítulos, así como la lista de registros de movimientos políticos como el mío que se registraron. En ese tiempo.

Todo parecía indicar que la revelación y el hecho de ponerla en práctica me daría los resultados que esperaba, pero no fue así.

Ahora bien, ¿qué pasó con toda esa expectativa que se creó hace 18 años? ¿Qué me depara este nuevo emprendimiento para formar una comunidad de personas interconectadas, qué será de toda esta valiosa información que comparto hoy? ¿Será otra expectativa sin ninguna posibilidad? Quizás el contenido de este libro sea útil para las generaciones futuras y ya no estaré aquí para verlo.

La verdad es que las expectativas para la mayoría de las personas están relacionadas con la fe paciente, la esperanza; esperar hace mucho daño a la salud emocional y mental de las personas, creando expectativas.

¿Qué hacer si sabes que esto te puede afectar? No te toca a ti trabajar este aspecto en un sistema donde todo está automatizado, donde la gente se ha acostumbrado a tener todo con un clic.

¿Y qué?, si supiera que este proyecto nunca dará los frutos que espero.

¿y qué? Si mis expectativas, como sucedió hace 18 años, no resultan como esperaba.

¿y qué? si las circunstancias actuales están en consonancia con lo que mi padre me hizo en el pasado, cuando solía ofenderme, confirmándome que estoy bajo una maldición paterna.

Hoy están en juego todo tipo de interrogantes sobre mi falta de éxito en lo que emprendo, me vienen a la mente en este momento los aportes de Tesla, y en especial cómo terminó con su vida, empobrecido y abandonado en un hotel.

Este ejemplo me ayudará a no sentirme víctima de las circunstancias y simplemente hacer lo que tengo que hacer, sin esperar los resultados.

Solo diré gracias cuando termine de escribir este libro y seguir adelante con lo que se me presente, recordando siempre que estoy en un proceso de evolución y que todo lo bueno o malo que he vivido siempre ha sido para bien.

¿Entonces cual sería el código secreto que presenta el libro?

Se mencionó en párrafos anteriores algunos de los muchos

aspectos que la medicina convencional y las terapias individuales ofrecen.

En el caso del Biofractalismo Médico, la terapía considera en su tratamiento, todas las reflexologías existentes.

Su tratamiento es detectar las frecuencias desalineadas a nivel de puntos de acupuntura, el cual se consideran como puntos Biofractales.

Esto no quiere decir que el Biofractalismo Médico vaya a reemplazar a todas las terapias existentes, sino que este es un resultado producto de la práctica y la observación.

Todo lo positivo del Fractalismo Científico mencionado en su conjunto hasta el momento está enfocado al código de códigos, un código aún no tratado y desmenuzado como se debería.

El Código secreto del universo para crear realidad, es vivir, conducirnos, comportarnos y sobre todo dar testimonio con frutos de que estamos interconectados, y esto a través de una comunidad; un aspecto que hasta el momento dentro del proceso de evolución de los seres humanos no estamos considerando.

Se hablo en el capítulo 4 sobre "La curación a distancia", con varios ejemplos como se sincronizan no solo relojes, sino también las menstruaciones de las adolescentes en los colegios o internados de mujeres.

Pues si buscamos a través de una comunidad sincronizarnos coherentemente con el principio de que estamos interconectados y a través de esta unidad, podamos con seguridad al igual que los ejemplos anteriores, sincronizar lo desalineado de nuestras vidas lo económico, la salud, y todo lo que no esté en sincronía.

No es este el razonamiento mas coherente que hay hasta el momento.

No se han formado organizaciones por mucho menos.

Pues grabe estas palabras en su subconsciente si quiere ser parte de esta comunidad, y no pretenda aprovecharse de las circunstancias.

Tengo fuertemente la intesión de filtrar a las personas que pretendan aprovecharse de esta comunidad que estará bajo una cobertura de seres de luz, y serán los propios médiums, psíquicos, contactados, que formarán un filtro de protección y confirmarán, si este proyecto es valido o no, recordando siempre que los problemas humanos, lo resolvemos los humanos.

A diferencia de la comunidad de Illuminati, que se están manifestando ya en las redes sociales, ofreciéndote prosperidad, a cambio de una inscripción de 466 dólares, (ya no saben que hacer los estafadores para engañarnos).

La gran diferencia es que, en esta comunidad generaremos realidad en sincronía y en coherencia con el universo, no a través de los miembros.

En otras palabras, generar Realidad en sincronía con el universo a través de una comunidad consciente de que está interconectada.

CAPÍTULO 16

El Kybalión

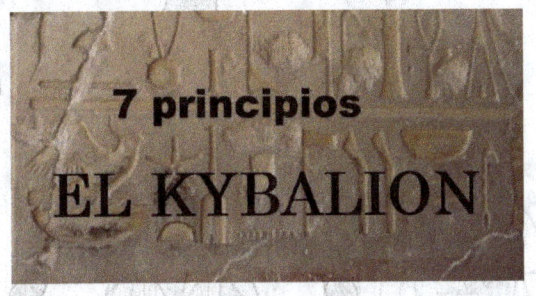

E l Kybalión es un documento que resume las enseñanzas del hermetismo, también conocidos como los siete principios del hermetismo.

Estos principios son:

1. Mentalismo. El Todo es mente; el universo es mental. El Todo es el conjunto totalizador. Nada hay fuera del Todo.

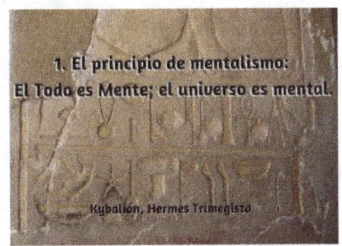

2. **Correspondencia.**
Como es arriba, es abajo; como es adentro, es afuera. Afirma que este principio se manifiesta en los tres Grandes Planos: el Físico, el Mental y el Espiritual.

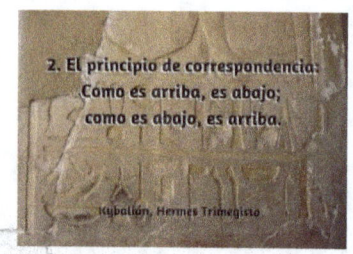

3. **Vibración.** Nada está inmóvil; todo se mueve; todo vibra.

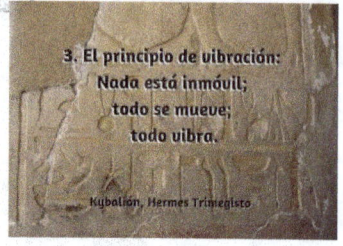

4. **Polaridad.** Todo es doble, todo tiene dos polos; todo su par de opuestos: los semejantes y los antagónicos son lo mismo; los opuestos son idénticos en naturaleza, pero diferentes en grado; los extremos se tocan; todas las verdades son medias verdades, todas las paradojas pueden reconciliarse.

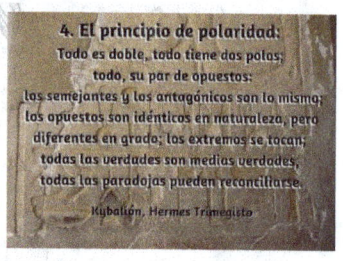

5. **Ritmo.** Todo fluye y refluye; todo tiene sus períodos de avance y retroceso, todo asciende y desciende; todo se mueve como un péndulo; la medida de su movimiento hacia la derecha es la misma que la de su movimiento hacia la izquierda; el ritmo es la compensación.

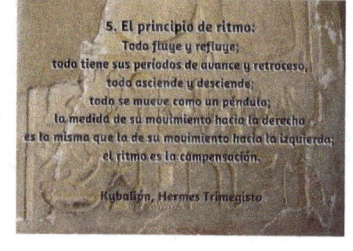

137

6.   Causa y efecto. Toda causa tiene su efecto; todo efecto tiene su causa; todo sucede dede acuerdo con la ley; la suerte o azar no es más que el nombre que se le da a la ley no reconocida; hay muchos planos de causalidad, pero nada escapa a la Ley.

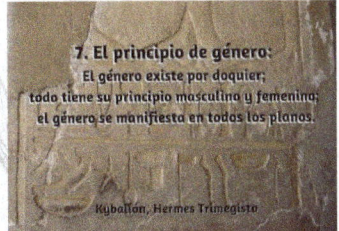

7.   Género. El género existe por doquier; todo tiene su principio masculino y femenino; el género se manifiesta en todos los planos. En el plano físico NO es la sexualidad.

En cuanto a "El Fractalismo Científico", se respalda en la ley de correspondencia - Como es arriba, es abajo; como es adentro, es afuera. Afirma que este principio se manifiesta en los tres grandes Planos: el Físico, el Mental y el Espiritual.

Lo cierto es que hay más y más planos dentro de los planos descritos, por ejemplo: El plano Etérico y el Plano emocional.

En el cuerpo físico, considerando que es energía, se le debe de observar y tratar como *"materia sutil"* y está materia sutil está compuesta de órganos, músculos, huesos, tejidos, etc.

Y la parte bioenergética, compuesto por los Chakras y los

nodos de acupuntura, que son fractales de los diferentes órganos del cuerpo.

En el compendio Holístico que abarca todo como lo hace el Fractalismo científico en todos los planos, consideramos el todo como Anatomía Sutil, ya que la realidad está compuesta por 3 niveles fundamentales: Nivel Físico, Nivel Sutil y Nivel Metafísico.

Según la Tensergética, una ciencia también desarrollada por el doctor Christian Salado, doctor en medicina, con estudios de medicina China como la acupuntura, establece lo siguiente:

Que el Aura humana que corresponde a la Anatomía Sutil, existen los siguientes

Planos Sutiles:

"El Cuerpo Etéreo"

"El Doble Etéreo"

"El Cuerpo Aural"

"El Doble Aural"

"El Cuerpo Constelar"

"El Doble Constelar"

Como ven, este es un médico que formó su propia teoría y la comparte en internet y así como él, hay muchos como nosotros que estamos aportando ciencia verdadera a la humanidad, a diferencia del grupo de poder de las grandes corporaciones que operan de acorde a sus grandes intereses, porque esto es lo que han establecido en el mundo y no permiten competencia alguna.

En el Fractalismo Científico es claramente Holístico, ya que por principio de correspondencia también puede ser aplicado en otros campos como el Político.

Ese fue mi deseo inicial, desarrollar un proyecto político por revelación, después de una mala experiencia política hace más de 18 años. Este proyecto también involucró a las naciones; un proyecto enfocado en formar una Federación Política Internacional.

Este proyecto político se concibió muchos años antes de que me convirtiera en terapeuta. Ahora puedo comprender que se necesitaban más argumentos y herramientas para complementar lo que hoy he decidido emprender, que es la elaboración de este libro.

Hoy, lo que dejé hace muchos años ya tiene sentido y todo se confabuló para que hoy pueda escribir este libro. Meses atrás el tiempo era mi peor enemigo, no había forma de escribirlo, fueron muchas las situaciones que contribuyeron para que el libro pudiera empezar a escribirse.

Fue después de concebir esta nueva terapia, que después de unos meses, tanto el querer como el hacer entraron en mi mente y corazón para comenzar a escribir el libro.

Biofractalismo Médico

Lo que me motivó a escribir este libro fue la efectividad de esta terapia. Su fuerza radica en desactivar cualquier virus patógeno mejorado en laboratorio.

Digamos que las muertes provocadas por esta pandemia,

sumada a la incapacidad de los médicos con sus medicamentos, me motivaron a escribir este libro, para que todo el que lea este libro tenga la oportunidad de aprender a defenderse de los que nos quieren hacer.

Entonces, fueron las circunstancias que mencioné las que conspiraron para que escribiera el libro para compartir una nueva terapia en toda la comunidad.

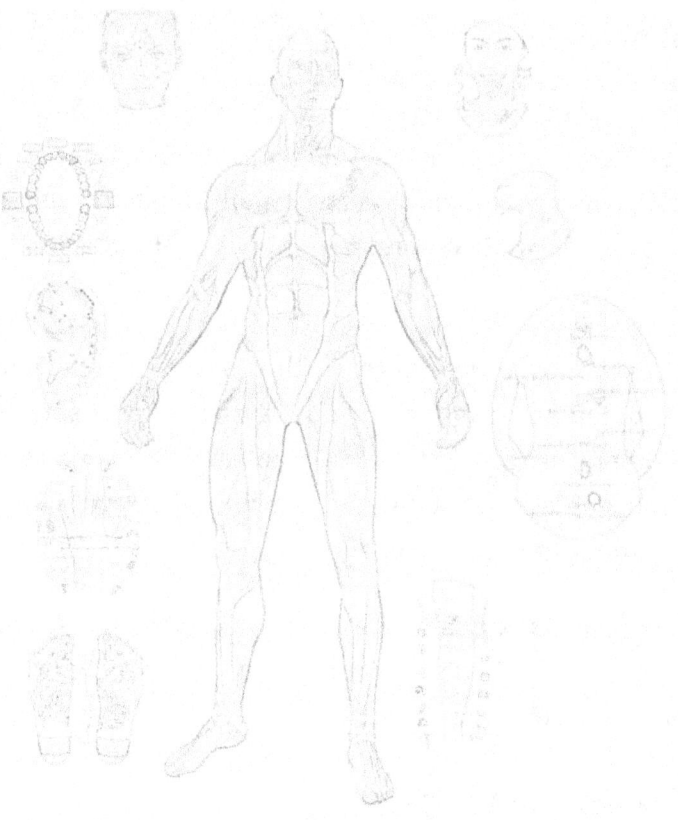

CAPÍTULO 17

EL FRACTALISMO CIENTÍFICO

¿Qué es un fractal?

Un fractal es un objeto geométrico cuya estructura básica, fragmentada o aparentemente irregular, se repite a diferentes escalas. El término fue propuesto por el matemático Benoît Mandelbrot en 1975 y deriva del latín fractus, que significa quebrado o fracturado. Muchas estructuras naturales son de tipo fractal.

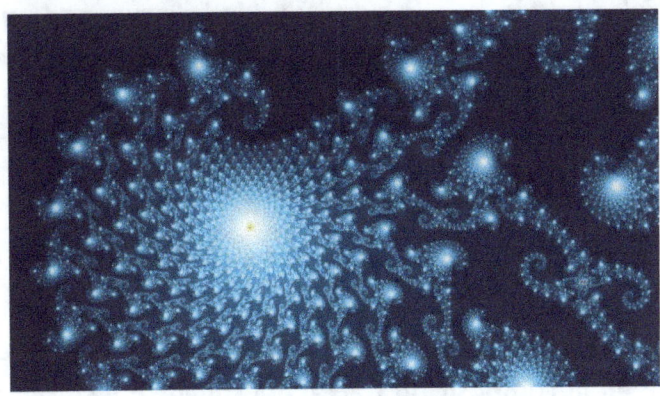

Somos Hechos a imagen y Semejanza

Para entender este principio, entendamos primero que es un fractal dentro de nosotros mismos.

En el cuerpo humano hay fractal de fractales y lo podemos observar en los gráficos de las diferentes reflexologías existentes.

En este caso los órganos del cuerpo están representados en diferentes medidas de fractales de menor escala. Este principio, está establecido en la creación y descrita únicamente por El Kybalion descrita de antemano en el capítulo 1, por tanto, esta ideología no se encuentra registrado en el sistema de comprensión humana, sino en la realidad que está frente a nosotros que falta mucho por descubrir.

En la primera parte del libro, en la sección, Dios, ¿que es para la física cuántica?, subraya un enunciado: *Un fractal, es un todo, lo que llamamos el holograma en total, formado por múltiples partes, con la particularidad de que cada una de las partes tiene la estructura y las propiedades del todo.*

Pues a partir de este enunciado podría exponer y explicar en que se basa el fractalismo científico.

Empezando por el simple enunciado, de que un Fractal es una copia igual o semejante en mayor y menor escala de un elemento cualquiera, en este caso explicaremos, qué relación existe en la composición fractal del Universo y su relación en la composición fractal del hombre en sus diferentes niveles de su existencia.

CAPÍTULO 18

Fractales dentro del Cuerpo Humano

Muchísimas personas, cuando ven el siguiente gráfico, reconocen que es la denominada Reflexología Podal.

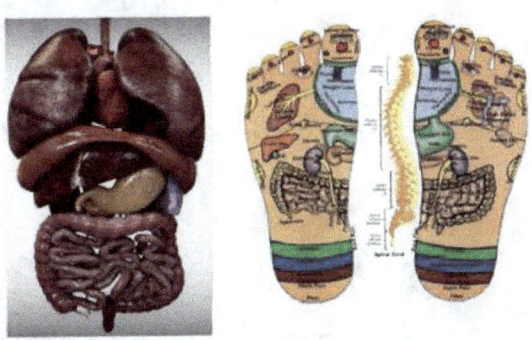

Pues en este gráfico, se puede apreciar los órganos internos del cuerpo y la imagen de un par de pies, en cuyo diseño se reflejan en el dibujo, los órganos internos del cuerpo distribuidos en la planta de los pies. Pues observé que esto representaba una copia en menor escala de los órganos internos del cuerpo y así, comencé a deducir, que los otros tipos de reflexologías, eran representaciones de los órganos internos del cuerpo.

Algunas de estas imagnes han sido extraidas de internet como imágenes referentes de lo que existe hoy en cuanto a las diferentes reflexologías que hay.

144

Reflexologías de Cuello y Parietales

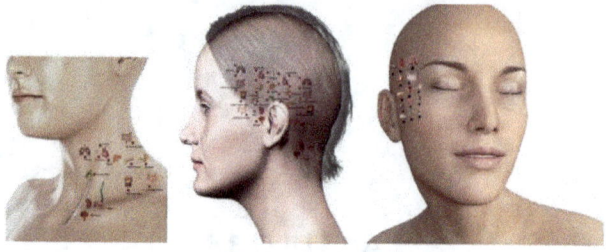

Reflexolías de dentadura y Iriología que es la reflexología de los ojos

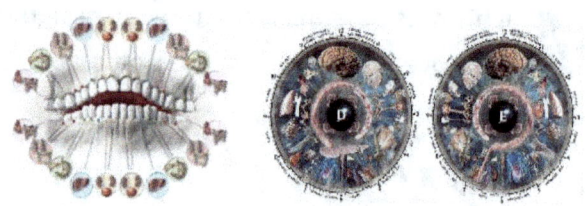

Reflexologías de Tibia y Reflexología de Mano

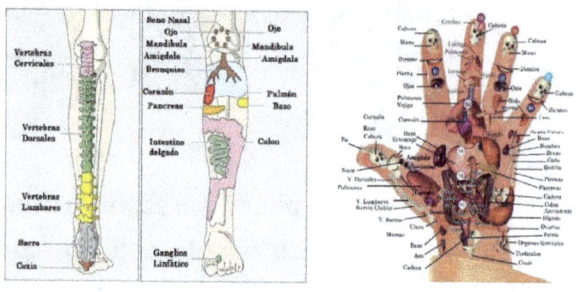

Auricología reflexología de Oreja y Refelexología de Cabeza

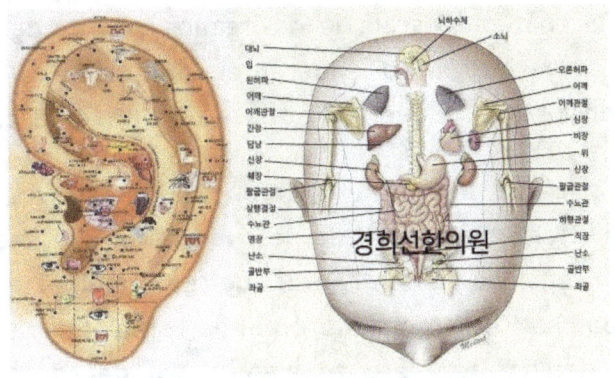

Reflexologá Facial y Reflexología de Columna

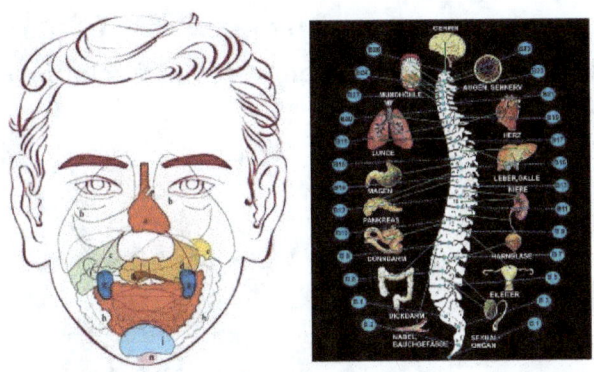

La Iridología, La Auriculoterapia, Reflexología de Lengua, Reflexología Dental, Reflexología de Cabeza, Espalda, Cuello, Rostro, etc.

Son las pruebas de que estas reflexologías que se tratan individualmente, en realidad, se está tratando al cuerpo humano a nivel fractal y es en base a esta observación que puede desarrollar una terapia integral a nivel holístico fractalmente hablando.

En conclusión, dentro de nuestro cuerpo, existen cientos de

fractales en menor escala de los órganos internos del cuerpo y se puede apreciar en los diferentes meridianos principales y secundarios que incluyen los nodos existentes en el cuerpo.

Es decir, si tomamos como ejemplo el meridiano del corazón, según la figura que describe la ruta del meridiano del corazón, en cada punto de los 9 que conforman el meridiano del Corazón, hay un fractal de órganos completos rodeando ese punto del corazón, eso es algo nuevo de concebir para la humanidad en estos tiempos, aunque los Vedas en su tiempo mediante la meditación e iluminación sostenían que el Universo estaba representado en una gota de sangre, ¿Cómo se podía procesar eso?, pues ahora con la teoría fractal del Fractalismo Científico se puede entender.

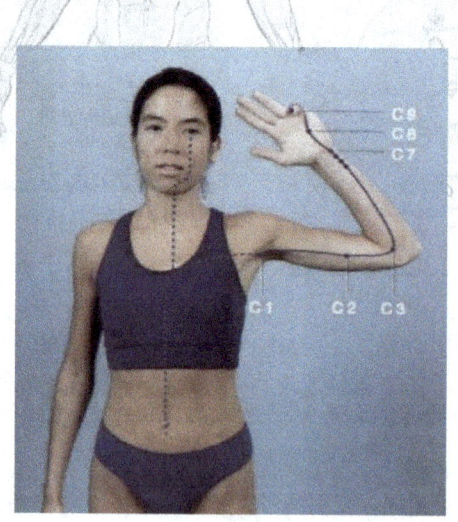

CAPÍTULO 19

"Así Como es Arriba es Abajo"

Universos dentro de otros

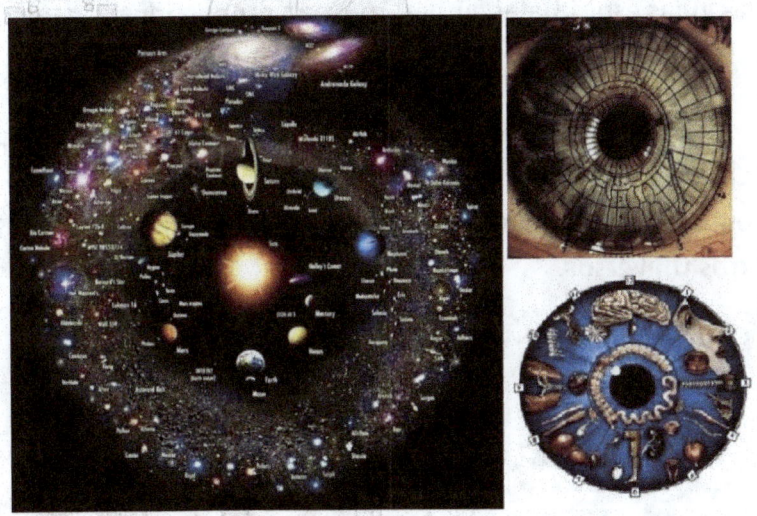

Una imagen del Universo que puede representar la configuración de un ojo humano

E ste principio de que "como es arriba es abajo", está estrechamente relacionado con la teoría fractal.

Ya hemos demostrado la teoría fractal dentro del cuerpo humano, ahora tenemos que aplicar esa teoría bajo un principio Veda antiguo, que el Universo se refleja en una gota de sangre.

Para entender esto, debemos de considerar los tipos de universos que hay, pues si para los Vedas en una gota de sangre puede reflejarse el universo, entonces, dentro de cada ser humano puede haber una representación fractal de este.

Pero para sostener y reforzar la creencia védica, debemos de confirmar, si existe lo que se podría denominar, fractales de Universo, es decir, si hay Universos dentro de otros. Antes de escribir este libro, ya tenía cierta información que, por petición a mis guías espirituales sutiles, me iban proporcionando respecto a esta teoría.

En el video que pueden encontrar en YouTube de nombre "Cruzó el portal de Aramu Muru, mediante este testimonio de un contactado, puede absolver ese misterio de Universos dentro de otros Universos.

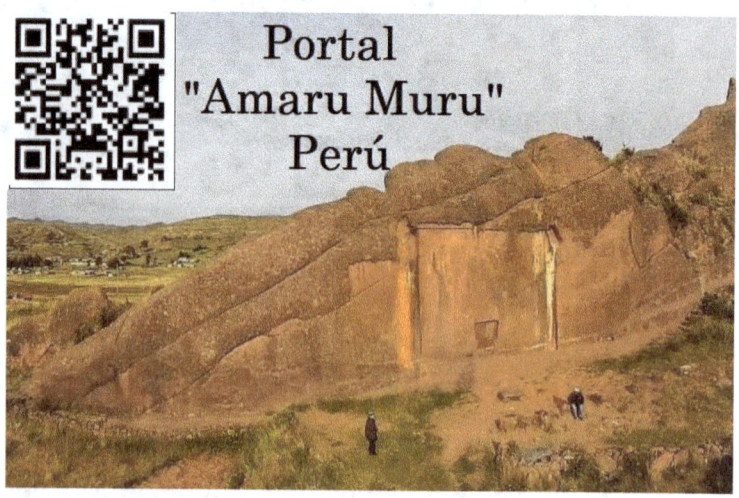

Portal "Amaru Muru" Perú

En el minuto 25:17, se menciona lo siguiente:

"Un numero Infinito de Universos anillados dentro de otros"

Aquí en la siguiente secuencia que llega a esa conclusión.

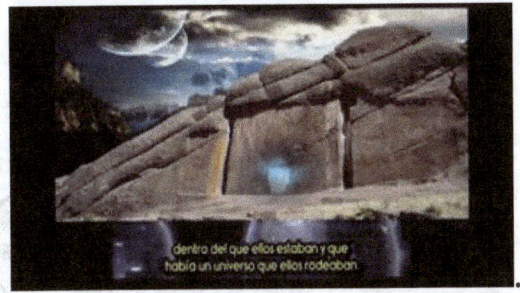

"No existe un limite superior o inferior"

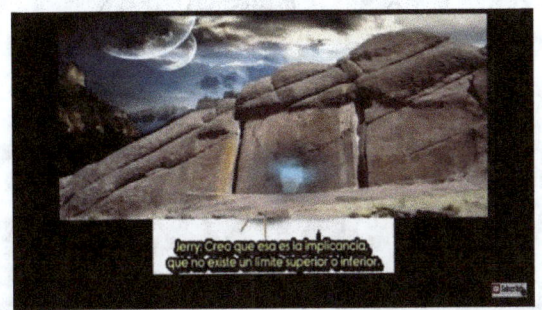

"Un numero de Universos Anillados uno dentro de otro"

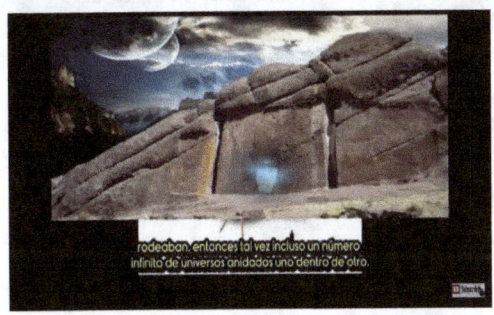

CAPÍTULO 20

El Universo y la Vida

El Sistema reproductor humano es un Fractal en menor escala del Sistema Creacional del Universo.

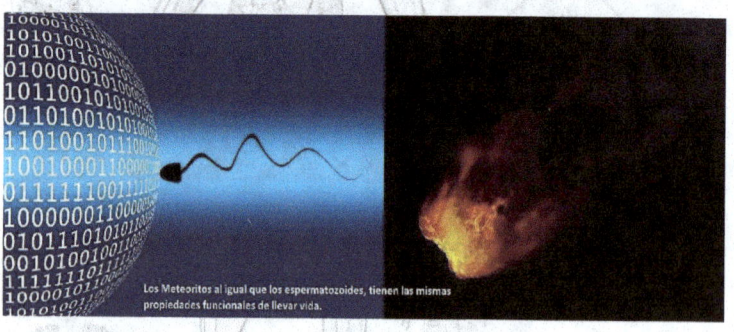

Los Meteoritos al igual que los espermatozoides, tienen las mismas propiedades funcionales de llevar vida.

Otro aspecto de la teoría fractal en macro, es la función que cumplen los meteoritos cuando caen en un planeta.

Sixto Paz, conferencista internacional dedicado hace años a la investigación del fenómeno OVNI, en una entrevista, como siempre le hicieron ciertas preguntas relacionadas con el tema. Pero en una de esas preguntas se trató el tema de los meteoritos y los que los científicos encontraron dentro de ellos en sus investigaciones, y esta es la narración:

¿Usted cree en evolución o en creación?

En las dos cosas, las dos cosas funcionan paralelas, Primeramente, en el 2010 el instituto de la NASA después de haber Analizado 10 meteoritos, algunos rescatados de Siberia, otros en la Antártida, descubrieron en los meteoritos, los aminoácidos esenciales de la vida, las bases nitrogenadas, y todos los componentes de la estructura de ADN que vinieron del espacio exterior y gracias a eso los científicos han descubierto que el espacio no está vacío, que está lleno de moléculas orgánicas, de materia oscura del universo. Para confirmarlo en el 2014, los científicos enviaron la misión Rosetta, una sonda que aterrizó en el núcleo del Cometa 67p y descubrió que todo el núcleo del cometa era una masa de moléculas orgánicas, por lo cual hoy en día los científicos reconocen que los meteoritos y los cometas actúan cual si fueran espermatozoides cósmicos fecundando los óvulos que son los planetas.

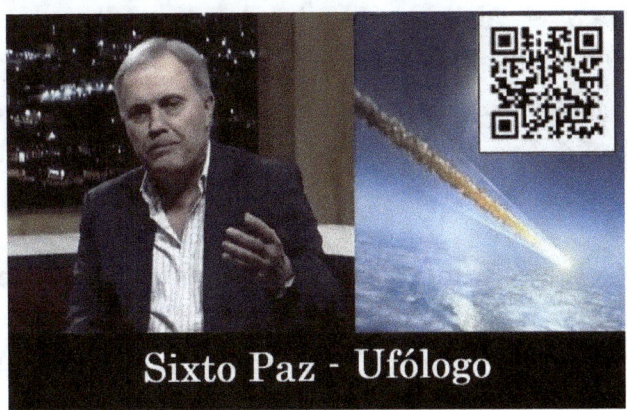

Sixto Paz - Ufólogo

Según la teoría del Fractalismo Científico, el papel que representan los meteoritos en el universo, como portadores de vida y que estos son capaces de generar vida en cualquier planeta, vendría a cumplirse lo que se está presentando como evidencia – de que – El sistema reproductor humano es un fractal en menor escala de lo que se está describiendo aquí. "Así como es abajo es arriba"

De esta teoría en cuanto a la creación de la vida, es más lógica que la teoría de la cosmología actual. El Big Bang, es cómo los astrónomos explican la forma en que comenzó el universo. Dice la teoría de la gran explosión que el universo físico surgió vertiginosamente de un punto singular inimaginablemente denso y caliente llamado una singularidad mil millones de veces más pequeño que la cabeza de un alfiler no dice por qué ni el cómo y que luego se expandió y se estiró para crecer tanto como lo es ahora, ¡y todavía se está extendiendo!

Pues esta teoría del Big Bang, quedaría expuesta al rudimento, ya que no hay otra teoría que lo explique mejor que la del Fractalismo Científico, que iré reforzando más adelante.

Sobre el papel que cumplen estos meteoritos, que contienen el ADN de un planeta destruido, es importante considerar que el ADN puede pertencer a una determinada raza extraterreste, como lo sería un meteorito que saliera de la tierra que confirmaría que sus habitantes son los llamados terrícolas o seres humanos.

Se sabe científicamente, que el cinturón de asteroides que rodea el planeta Júpiter pertenece a la tierra, ¿Por qué y cómo se sabe?, porque esos asteroides contienen el ADN de la tierra.

Pues la tierra tiene un ADN, que se encuentra en nuestro organismo, los minerales que necesitamos. El organismo usa los minerales para muchas funciones distintas, incluyendo el mantener los huesos, corazón y cerebro funcionando bien. Los minerales también son importantes para las enzimas y las hormonas y estos minerales se encuentran en los vegetales, que adquieren sus nutrientes de la tierra. Es por eso por lo que, debido a ese principio, se sabe que un ser humano por su ADN pertenece a la tierra.

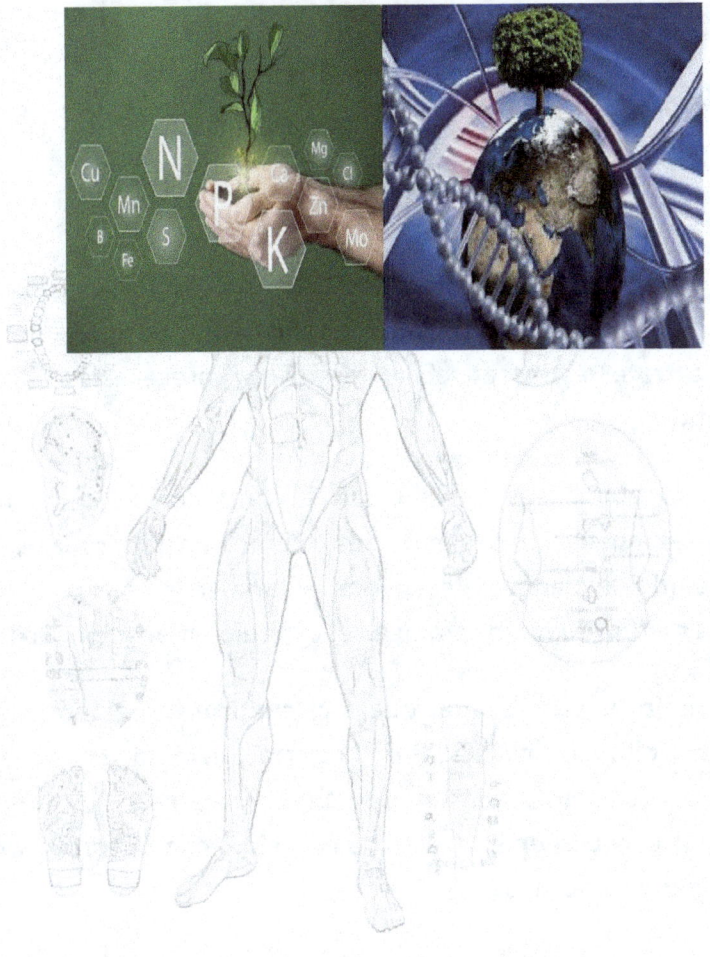

CAPÍTULO 21

Razas Extraterrestres

Para los que consideramos que no estamos solos, y la posibilidad de que puedan existir varios tipos de razas extraterrestres en el universo, no parece estar ahora en question.

Dejando abierta esa posibilidad y considerando que muchas especies nuevas o desaparecidas como los dinosaurios, haya provenido de planetas destruidos, estaría en línea con la función de los meteoritos comentado en el capitulo anterior por Sixto Paz.

Bajo la premisa del que, "el cinturón de asteroides que rodea Júpiter son partículas de la tierra", esto hace suponer que la tierra fue impactada por un cuerpo celeste y que murieron muchas especies en ella, esto se respalda, con historias como el libro perdido de Enki.

Las inscripciones plasmadas en unas tablillas encontradas en Irak y traducidas por el historiador ruso Zecharia Sitchin que defiende la teoría de antiguos astronautas y el supuesto origen extraterrestre de la humanidad, la cual atribuye la creación de la cultura sumeria a los Anunnaki (o Nefilim, o gigantes) que procedían del planeta llamado Nibiru que supuestamente existiría en el sistema solar.

Fuera de que, si esta narrativa fuera cierta o no, existe una concavidad profunda en el océano pacífico, el cual se podría demostrar, que la profundidad se debe a la huella de un impacto. El punto más profundo del océano es una depresión de 10, 924 metros, conocida como el abismo Challenger situada en el océano Pacífico, en el extremo sur de la fosa de las Marianas (cerca de las islas Marianas). ¿Podrá ser esta la evidencia del impacto?, y la explicación del porqué se menciona que el cinturón de asteroides que rodea Júpiter pertenece a la tierra.

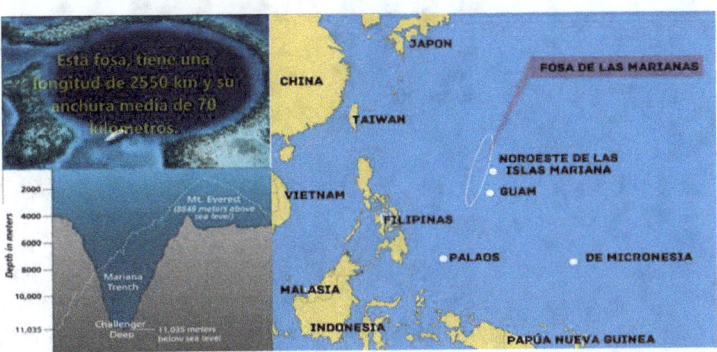

La evidencia circunstancial, que pueda sostener esta teoría se encuentra en el Libro Perdido de Enki, cuyo autor Zecharia Sitchin, tradujo las 14 tablillas Sumerias.

El Libro Perdido de Enki

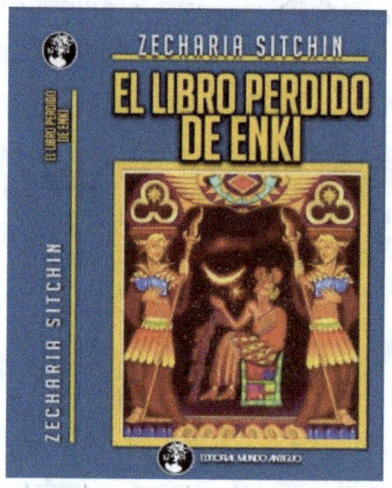

Hace unos 445.000 años, astronautas de otro planeta llegaron a la Tierra en busca de oro. Tras amerizar en uno de los mares de la Tierra, desembarcaron y fundaron Eridú, «Hogar en la Lejanía». Con el tiempo, el asentamiento inicial se extendió hasta convertirse en la flamante Misión Tierra, con un Centro de Control de Misiones, un espacio puerto, operaciones mineras e, incluso, una estación de paso en Marte. Escasos de mano de obra, los astronautas utilizaron la ingeniería genética para darle forma a los Trabajadores Primitivos "el Homo sapiens". Más tarde, el Diluvio barrió la Tierra en una inmensa catástrofe que hizo necesario un nuevo comienzo; los astronautas se convirtieron en dioses y le concedieron la civilización a la Humanidad, transmitiéndola a través del culto. Después, hace unos cuatro mil años, todo lo conseguido se desmoronó en una catástrofe nuclear provocada por los visitantes en el transcurso de sus propias rivalidades y guerras. Todo lo ocurrido en la Tierra, y especialmente los acontecimientos acaecidos desde el inicio de la historia del ser humano, lo ha recogido Zecharia Sitchin en su serie de Crónicas de la Tierra, a partir de la Biblia, de tablillas de arcilla, de mitos de la antigüedad y de descubrimientos arqueológicos. Pero ¿qué ocurrió antes de los acontecimientos en la Tierra, ¿qué ocurrió en el propio planeta de los astronautas, Nibiru, que los llevó a los viajes espaciales, a su necesidad de oro y a la creación del Hombre?

Previa a las siguientes narrativas, ya que hay mucho material interesante que explorar, hay un índice donde hay eventos que he resaltado en negrita, que puede darnos una mayor capacidad de entendimiento, sobre los que se presenta aquí, cierto, o no, es una historia muy interesante que considerar.

Las Palabras del Señor Enki - Sinopsis de la Segunda Tablilla

La huida de Alalu en una nave espacial con armas nucleares

Pone rumbo a Ki, el séptimo planeta (la Tierra)

Por qué espera encontrar oro en la Tierra

La cosmología del sistema solar; el agua y el oro de Tiamat

La aparición de Nibiru desde el espacio exterior

La Batalla Celestial y la ruptura de Tiamat

La Tierra, la mitad de Tiamat, hereda sus aguas y su oro

Kingu, el principal satélite de Tiamat se convierte en la Luna de la Tierra

Nibiru es destinada a orbitar para siempre al Sol

La llegada de Alalu y su aterrizaje en la Tierra

Alalu, al descubrir oro, tiene la suerte de Nibiru en sus manos

Una representación babilónica de la Batalla Celestial

Sobre el impacto que la tierra antes Tiamat recibió de parte del planeta Nibiru, podemos transcribir su lectura:

Viene ahora el relato de la Batalla Celestial, y de cómo la Tierra vino a ser, y del destino de Nibiru. El señor salió; establecido por los hados, siguió su rumbo; a la terrible Tiamat plantó cara, con sus labios pronunció un conjuro. Como manto de protección, puso en marcha el Pulsador y el Emisor; con una impresionante radiación fue coronada su cabeza. A su derecha, apostó al Que Hiere; en su izquierda, colocó al Repulsor. Los siete vientos, su hueste de auxiliares, como una tormenta envió; Se precipitó hacia la terrible Tiamat, con un clamor de batalla. Los dioses se arremolinaron junto a él, después se apartaron de su caminó, avanzó solo para examinar a Tiamat y a sus ayudantes, para hacerse una idea de los planes de Kingu, el comandante de su hueste. Cuando vio al valiente Kingu, se le nubló la vista; mientras miraba a los monstruos, se le distrajo la dirección, su rumbo se trastoca, sus actos se confundieron. El grupo de Tiamat la rodeaba estrechamente, temblaban de terror. Tiamat estremeció sus raíces, un rugido poderoso emitió; lanzó un hechizo sobre Nibiru, lo envolvió con sus encantos. La suerte entre ellos estaba echada, ¡la batalla era inevitable! Cara a cara se encontraron, Tiamat y Nibiru; avanzaban uno contra otro.

Se acercaban a la batalla, buscando el singular combate. El Señor extendió su red para envolverla, la enlanzó; Tiamat gritó con furia; como poseída, perdió sus sentidos. El Viento Maligno, que había estado tras él, a Nibiru adelantó, ante el rostro de ella lo soltó; ella abrió la boca para tragarse al Viento Maligno, pero no pudo cerrar los labios. El Viento Maligno cargó contra su vientre, se abrió paso en sus entrañas. Sus entrañas aullaban, su cuerpo se dilata, la boca se le abrió. A través de la abertura, Nibiru disparó una flecha brillante, un relámpago divino. La flecha le despedazó las entrañas, le hizo pedazos el vientre; le desgarró la matriz, le partió el corazón. Habiéndose sometido así, él extinguió su aliento vital. Nibiru contempló el cuerpo sin vida, Tiamat era ahora un cadáver masacrado. Junto a su señora sin vida, sus once ayudantes temblaban de terror; quedaron capturados en la red de Nibiru, incapaces de huir. Kingu (la Luna), a quien Tiamat había hecho jefe de su hueste, estaba entre ellos. El Señor le puso grilletes, y a su señora sin vida la encadenó. Le arrebató a Kingu las Tablillas de los Destinos, que sin ningún derecho se le habían dado, le estampó su propio sello, sujetó el Destino a su propio pecho. Al resto del grupo de Tiamat los ató como cautivos, en su propia vuelta los atrapó. Los puso bajo su pie, los cortó en pedazos. Los ató a todos a su vuelta; les hizo girar alrededor, con el rumbo invertido. Después, Nibiru partió del Lugar de la Batalla, anunció la victoria a los dioses que le habían nombrado. Dio la vuelta alrededor de Apsu, hacia Kishar y Anshar viajó. Gaga salió a recibirle, y como heraldo hacia los demás viajó después. Más allá de An y Antu, Nibiru se encaminó hacia la Morada en lo Profundo. Sobre la suerte de la inerte Tiamat y de Kingu reflexionó después, a Tiamat, a la que había sometido, el Señor Nibiru volvió más tarde. Se encaminó hacia ella, se detuvo a ver su cuerpo sin vida; estaba planeando en su corazón dividir hábilmente al monstruo. Después, como un mejillón, en dos partes la dividió, separó el tronco de las partes inferiores. Separó los canales internos de ella, maravillado contempló sus venas doradas. Pisando su parte posterior, el Señor cortó completamente la parte superior. El Viento Norte, su ayudante, a su lado llamó, que se llevara la cabeza cercenada, le ordenó al Viento, que la pusiera en el vacío. El Viento de Nibiru se cierne pues sobre Tiamat, barriendo sus chorreantes aguas. Nibiru disparó un rayo, al Viento Norte le dio una señal; en un resplandor, la parte superior de Tiamat fue llevada a una región desconocida.

Con ella, también fue exiliado el encadenado Kingu, para que fuera compañero de la parte seccionada. Después, Nibiru reflexionó sobre la suerte de la parte posterior: quería que fuera un trofeo imperecedero de la batalla, un recordatorio constante en los cielos, que señalara el Lugar de la Batalla. Con su maza, golpeó la parte posterior hasta hacerla trozos pequeños, después los enlazó en una banda hasta formar un Brazalete Repujado (cinturón de asteroides de Júpiter) entrelazándose, los situó como guardianes, un Firmamento para dividir las aguas de las aguas. Las Aguas Superiores por encima del Firmamento de las Aguas Inferiores separó; así forjó Nibiru sus hábiles obras. Después, el Señor cruzó los cielos para inspeccionar las regiones; desde la zona de Apsu hasta la morada de Gaga midió las dimensiones. Se detuvo y vaciló; después, regresó lentamente al Firmamento, al Lugar de la Batalla.

Pasando de nuevo por la región de Apsu, la desaparecida

esposa del Sol pensó con remordimiento. Contempló la mitad herida de Tiamat, prestó atención a la Parte Superior; las aguas de vida, generosas en ella, de las heridas seguían manando, sus venas doradas (Oro) reflejaban los rayos de Apsu. De la Simiente de la Vida, del legado del Creador, se acordó entonces Nibiru. ¡Cuando puso su pie sobre Tiamat, cuando la partió en pedazos, sin duda él le impartió la simiente a ella! Nibiru se dirigió a Apsu, diciéndole así: ¡Con tus cálidos rayos, de salud a las heridas! ¡Que a la parte rota nueva vida le sea dada, que sea en tu familia como una hija, que las aguas en un lugar se reúnan, que aparezca tierra firme! ¡Por Tierra Firme que sea llamada, Ki será su nombre a partir de ahora! Apsu hizo caso a las palabras de Nibiru: ¡Que la Tierra se una a mi familia, Ki, Tierra Firme del Abajo, ¡que Tierra sea su nombre a partir de ahora! ¡Que, con su giro, haya día y haya noche; en los días, ¡la proveeré con mis rayos curadores!

Que Kingu sea una criatura de la noche, lo designé para que brille en la noche compañera de la Tierra, ¡para siempre Luna será! Nibiru escuchó satisfecho las palabras de Apsu. Nibiru cruzó los cielos e inspeccionó las regiones, a los dioses que le habían elevado concedió posiciones permanentes, destinó sus vueltas para que ninguno transgrediera a los demás ni se quedará corto. Fortaleció las esclusas celestes, puso puertas en ambos lados. Una morada remota eligió para sí, más allá de Gaga estaban sus dimensiones. Le suplicó a Apsu que decretó para él la gran vuelta como su destino. Todos los dioses levantaron su voz desde sus posiciones: ¡Que la soberanía de Nibiru sea sobresaliente! ¡El más radiante de los dioses es, que sea en verdad el Hijo del Sol! Desde su región, Apsu dio su bendición: ¡Nibiru mantendrá el cruce de Cielo y Tierra; ¡Cruce será su nombre! Los dioses no cruzaron ni arriba ni abajo; Él mantendrá la posición central, será el pastor de los dioses.

¡Un Shar será su vuelta; ése será su Destino para siempre! Viene ahora el relato de cómo comenzaron los Tiempos de Antaño, y de la era que, en los Anales, fue conocida por el nombre de Era Dorada, y cómo fueron las misiones de Nibiru a la Tierra para obtener oro. La huida de Alalu desde Nibiru fue su comienzo. Alalu estaba dotado de gran entendimiento, muchos conocimientos habían adquirido en su aprendizaje. De su antecesor Anshargal, de los cielos y las vueltas había amasado muchos conocimientos, a través de Enshar, sus conocimientos aumentaron grandemente; de todo ello aprendió mucho Alalu; con los sabios discutía, a eruditos y comandantes consultaba. Así se determinaron los conocimientos del Principio, así poseyó Alalu estos conocimientos. El oro en el Brazalete Repujado era la confirmación, el oro en el Brazalete Repujado era el indicio del oro en la Parte Superior de Tiamat. Y al planeta del oro llegó Alalu victoriosamente, con un choque atronador de su carro. Con un rayo, exploró el lugar, para descubrir sus alrededores; su carro descendió en tierra seca, al filo de amplias tierras pantanosas aterrizó.

En uno de los capítulos de esta obra, aparece este enunciado, de los muchos interesante que hay:

Lo que, en los relatos del Principio, sus ojos podían ver ahora la verdad: los planetas y sus vueltas, el Brazalete Repujado (cinturón de asteroides de Júpiter, pista que los astronautas de Nibiru encontraron oro), Ki, la Tierra, Kingu, su luna, ¡todos fueron creados, todos por sus nombres llamados! En su corazón, Alalu conocía una verdad más que era necesario contemplar: el oro, el medio para la salvación, era necesario encontrarlo. Si había verdad en los relatos del Principio, si fueron las aguas las que lavaron las venas doradas de Tiamat (la Tierra), ¡en las aguas de

Ki, su mitad cercenada, se encontraría el oro! Con manos vacilantes, Alalu desmontó el probador del palo del carro. Con manos temblorosas, se puso el traje de Pez, esperando ansioso la rápida llegada de la luz diurna. Al nacer el día, salió del carro, a los pantanos rápidamente se encaminó. Se introdujo en aguas más profundas, sumergió el Probador en las aguas. Ansioso observaba su iluminada faz, el corazón le golpeaba en el pecho.

El Probador indicaba los contenidos del agua, con símbolos y números desvelaba sus hallazgos, y después, el latido del corazón de Alalu se detuvo: ¡Hay oro en las aguas, estaba diciendo el Probador! Inestable sobre sus piernas, Alalu se adelantó, se dirigió hacia lo más profundo del pantano. Una vez más, sumergió el Probador en las aguas; ¡una vez más, el Probador anunció oro! Un grito, un grito de triunfo, de la garganta de Alalu emana: ¡la suerte de Nibiru estaba ahora en sus manos! De vuelta al carro se dirigió, se quitó el traje de Pez, ocupó el asiento del comandante. Animó las Tablillas de los Destinos que conocen todas las vueltas, para encontrar la dirección hacia la vuelta de Nibiru.

Es verdad, que esto puede ser parte de una historia mitológica, pero también sabemos que en ese aspecto hay mucho hermetismo en cuanto a ello, se sigue negando indirectamente no tratando el tema y no descalificando lo que hasta ahora los gobiernos conocen de esto, se habla ya de una relación con extraterrestres ya trabajando junto con los humanos desde la segunda guerra mundial, hay contenido variado clasificado que tratan de estos temas, como el misterioso experimento Filadelfia,

El misterioso pacto entre Eisenhower y los alienígenas.

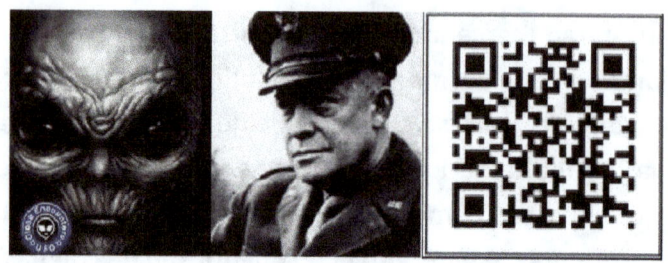

La base de dulce, la teoría de la tierra plana que podría estar alineada con esta narrtiva, títulos que puede usted explorar en internet y hacerse una idea de cuánto desconocimiento tenemos del tema. Es más, en la actualidad, tenemos al presidente del el Salvador, que está marcando un hito en la historia de su gobierno y demás países con ausencia de liderazgo, que consideran que es dictatorial, pero para mi criterio, si ese gobierno dictatorial que es por el pueblo y para el pueblo, entonces por defecto se entiende que esa dictadura es para limpiar de corrupción todos los poderes del estado.

En unos de los tantos videos de noticieros que lo siguen, en uno en particular, que lo tengo guardado como testimonio, en cuyo contenido la oposición le había pedido al gobierno y en particular a él mismo "las actas de sus reuniones con los extraterrestres".

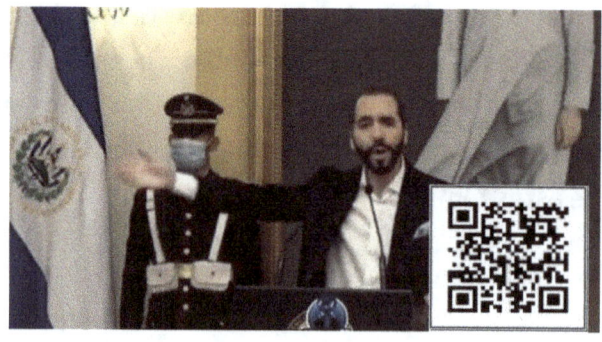

Esta declaración, para los que la ven, ya puede marcar un

165

antes y después en cuanto al despertar de la gente, ya lo que estaba oculto, lo que era información clasificada y que solo los grandes gobiernos conscientes del beneficio lo ocultaban, y de adelantarse a cualquier evento o tecnología que pudieran darles la ventaja, esa brecha ya se está acortando, primero individualmente para luego modificarla, porque dejarán en algún momento ser fuentes de desinformación y manipulación, porque el conocimiento es poder.

Todas estas especulaciones, pueden ir tomando forma, cuando, sepamos a ciencia cierta, que las diversas razas como las reptilianas, la raza insectoides, la raza cetácea, la raza felina, las razas humanas de las pléyades y los grises y de más razas, existen y que la posibilidad de que partes de su planeta destruido, hayan caído aquí en la tierra y su ADN, se haya integrado a la de la tierra formando nuevas razas.

¿No hay evidencia de pinturas antiguas de dioses semejante a hombre con cabeza de animales como las aves de rapiña, como la cultura egipcia? ¿No podría una civilización avanzada de apariencia animal, saber de antemano, si su planeta ya cumplió con su ciclo de vida, y mudarse o condicionar otro planeta para vivir, como lo están haciendo ya ahora?

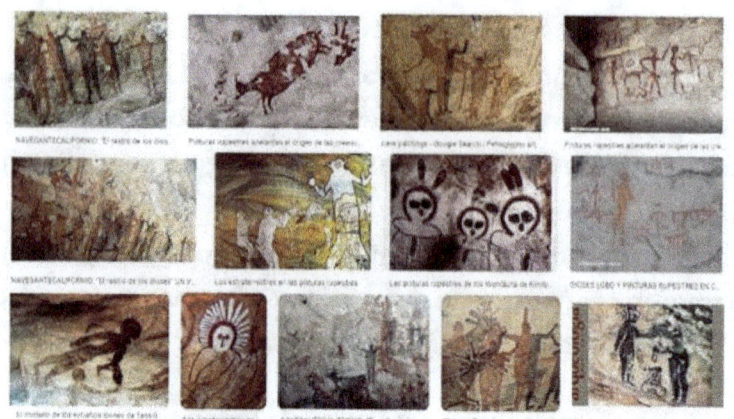

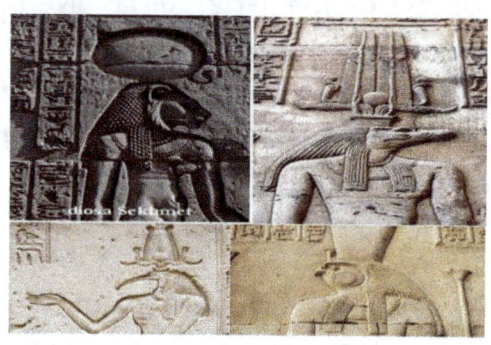

La posibilidad que las diferentes razas tanto humanas como de animales, sean oriundas de otro planeta, para mi es ciento por ciento probable, ya que este conocimiento por conveniencia (documentos clasificados), no estén al alcance del colectivo de seres humanos, pero sí mucho material a través de testimonios de personas contactadas, que están aportando con material instructivo a la humanidad.

Existen muchos instructivos que han compartido en favor de la humanidad y he considerado compartir una de ellas para que tengan una idea que planes tienen y que es lo que se espera de nosotros.

Estructuras y Metas
Relación con
Taygeta
y desacuerdos
PARTE 1

FEDERAÇÃO DOS PLANETAS UNIDOS

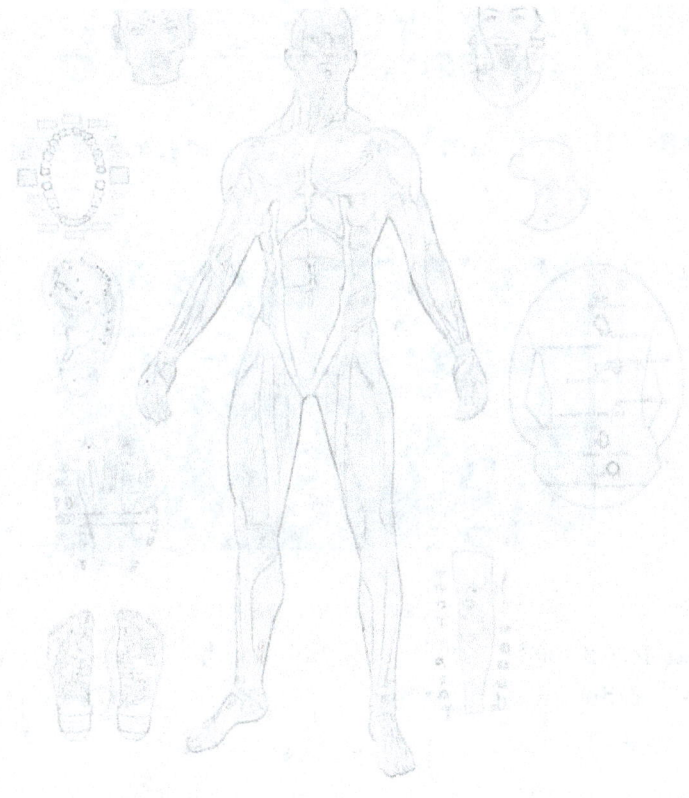

CAPÍTULO 22

ESTAMOS INTERCONECTADOS

La Red de Indra en relación con nuestro sistema Neuronal

Somos interdependientes y estamos interconectados, pero no lo vemos debido a que nuestro nivel de desarrollo aun no lo permite.

E ste aspecto para mí es el más interesante del libro, porque es a través de la habilidad, el don, la técnica o el despertar de una de mis capacidades, que puedo explicar y verificar este misterio en la práctica.

Cuando abordas a alguien y tú le dices, hago curaciones a distancia y no necesito estar presente, inmediatamente te miran raro y sorprendidos, y muchas veces te pueden llamar hasta estafador o engañador, en especial cuando tratas con personas ego maniacas, que no soportan que alguien sea diferente al colectivo, y esto incluye a los médicos alópatas.

Quiero que sepan que para la medicina alopática moderna sostiene que el Virus del Papiloma Humano no tiene cura, pero yo ya vengo tratando ese virus ya tiempo y puedo demostrarlo.

En la práctica terapéutica, este problema y otros son tratables terapueticamente, solo que no se me ha dado la oportunidad de demostrarlo y dejar un precedente después de realizar los análisis clínicos.

Entonces, ¿esta novedad debería haberles interesado? Si hubiera encontrado un médico como el Dr. Sans, seguro que me habría dado la oportunidad de probarlo, pero ¿qué está pasando?, será que no quieren enfrentarse a una posición incómoda y reconocer que sus estudios no están a la altura de las circunstancias.

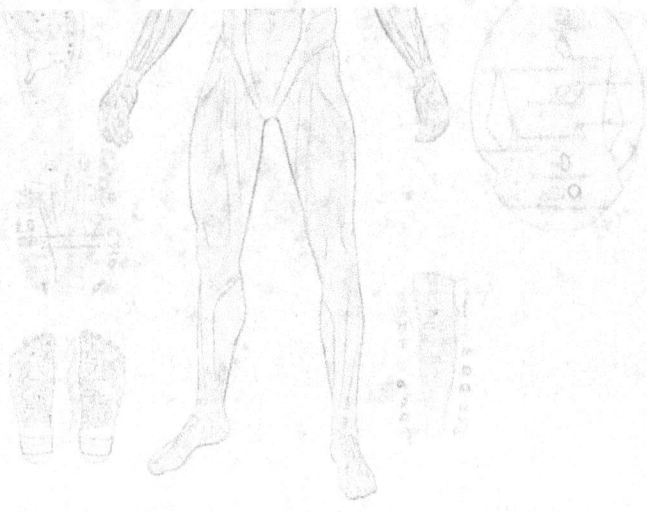

CAPÍTULO 23

LA RED DE INDRA

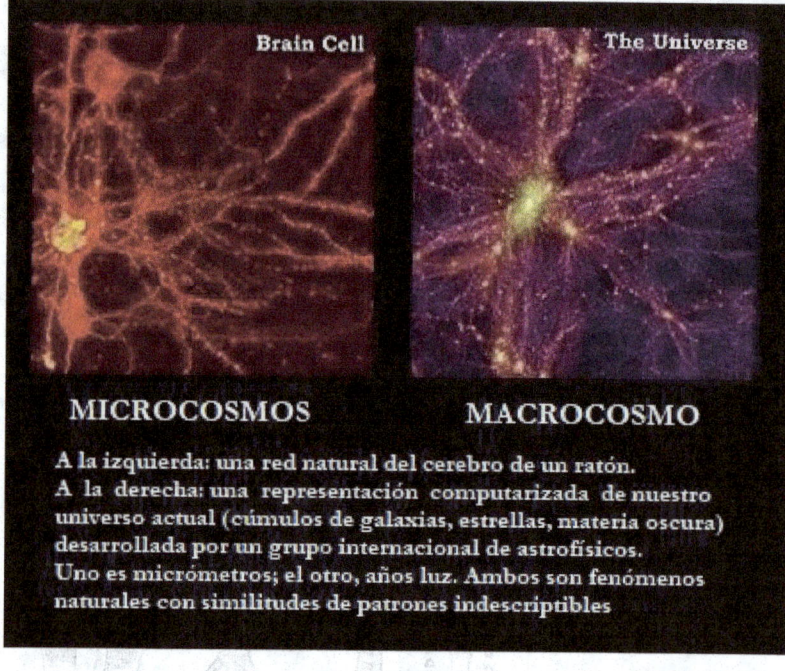

MICROCOSMOS   MACROCOSMO

A la izquierda: una red natural del cerebro de un ratón.
A la derecha: una representación computarizada de nuestro universo actual (cúmulos de galaxias, estrellas, materia oscura) desarrollada por un grupo internacional de astrofísicos.
Uno es micrómetros; el otro, años luz. Ambos son fenómenos naturales con similitudes de patrones indescriptibles

A continuación, antes de desarrollar el tema de comprobación de que estamos interconectados, exploremos algunas pistas que encontré, para sustentar y dar pie a esta nueva teoría del Fractalismo Científico en cuanto a que todos estamos interconectados, argumento que solo se podía percibir a través de canales de meditación e iluminación de maestros gurúes de la cultura oriental.

Descripción 1

La Red de Indra (Budismo Indio)

Una noche, al término de uno de los retiros vassa, en el parque de Jetavana, en Śrāvastī, uno de los seguidores de Buda le preguntó:

—¿Cuál es el fundamento último de la vida y del mundo, Maestro?

Siddharta Gautama levantó los ojos al cielo y contempló las estrellas, y de pronto esbozó una sonrisa, como recordando.

—El fundamento último de la vida y el mundo es la red de Indra, dios de las fuerzas naturales que protegen y nutren la vida –dijo finalmente, bajando los ojos para contemplar fijamente a su discípulo–. Indra estableció los cimientos del mundo en el Cielo Tushita. Para ello, colgó sobre su palacio, en el Monte Meru, una red de hilos de seda, como la tela de una araña que se extendiera hasta el infinito en todas direcciones. En cada nudo de la red puso una gema preciosa, que refleja en sus perfectas facetas a todas las demás gemas que cubren la red hasta el infinito. Pero, además, cuando te acercas a observar cada una de esas gemas, descubres que las gemas reflejadas en ellas reflejan a su vez todas y cada una de las demás gemas del inmenso tejido de seda… y así hasta el infinito.

—No entiendo, Maestro –dijo el discípulo frunciendo el ceño–. ¿Dónde están todas esas gemas de las que hablas? Yo no las veo en este mundo.

—Tú eres una de esas gemas —respondió Buda—, y cada persona, cada animal, cada árbol y planta, cada insecto, cada mota de polvo que se mece bajo los rayos del sol y cubre los caminos, es una gema de la red de Indra. Y cada emoción que sientes, y cada sentimiento que haya sentido alguna vez algún ser, aunque fuera miles de años atrás, y cada idea que ha cruzado por el pensamiento de cada ser desde el principio de los tiempos, es una gema de la red de Indra.

"Dentro de ti se refleja todo cuanto existe y todo cuanto ha existido alguna vez en el universo, y tú te reflejas a tu vez en todo cuanto existe. Estás dentro de cada ser humano, de cada animal, árbol y planta, de cada mota de polvo, de cada idea o pensamiento, de cada sentimiento hasta el infinito. A cada instante, el mundo entero está dentro de ti y tú estás dentro de todo cuanto existe.

"Ésta es la verdad última de la vida y el mundo, la verdad de la existencia común y de la interdependencia.

Descripción 2

La red de Indra (también llamada «joyas de Indra» o las «perlas de Indra») es una herramienta de la mitología hindú propiedad del dios Indra, cuyo concepto es utilizado como una metáfora, usada para ilustrar los conceptos de shuniatá (vacuidad), originación interdependiente e interpenetración en las doctrinas del budismo. La primera referencia conocida a la red de Indra se encuentra en el Atharva Veda, en el hinduismo.

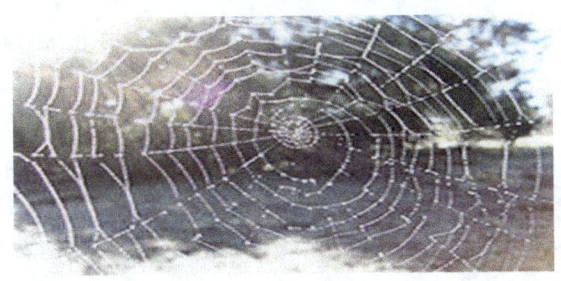

"Imagina una telaraña multidimensional en la mañana temprano, cubierta con gotas de rocío. Y cada gota de rocío contiene el reflejo de todas las otras gotas de rocío y en cada gota reflejada, el reflejo de todas las otras gotas de rocío en ese reflejo. Y así hasta el infinito. Esa es la concepción budista del universo en una imagen." --Alan Watts.

La metáfora de la red de Indra se desarrolló en las escrituras Avatamsaka sutra de la escuela mahayana (en el siglo tercero) y posteriormente en la escuela China Huayan (entre el siglo sexto y octavo).

En la Cosmología hindú, los encontramos en los Puranas (en sánscrito), escritos hace 3.000 años el concepto de las Perlas de Indra. Es una red de cuerdas de seda que se expande al infinito en todas las direcciones y que contiene en cada intersección una perla de gran brillo que refleja sobre sí cada una de las perlas de la red, y así sucesivamente, como espejos hacia el infinito.

El concepto budista de la interpenetración sostiene también que todos los fenómenos están íntimamente conectados; para la escuela Huayan, la red de Indra simboliza un universo donde todos los miembros del universo tienen relaciones mutuas repetidas infinitamente.

Esta idea es comunicada con la imagen de interconexión del

universo como es vista en la red del dios hinduista Indra.

Recientes investigaciones apuntan a que el Universo pudiera tener la forma de una figura geométrica denominada toro, y ser como una sala de espejos en la que la luz viaja a través de un universo pequeño, creando una cadena de imágenes y reflejos aparentemente infinita.

En estas 2 descripciones encontradas en internet sobre lo que, por observación, puede describir la materia oscura del universo y su composición, mencionan claramente una red que se proyecta hasta el infinito y que las gemas o puntos de partida de donde se proyecta la energía que conforma esa red.

Otra evidencia que encontré por observación fue en una de las obras de Carlos Castaneda, en uno de sus 12 tratados sobre el Chamanismo y la Tensegridad. En uno de esos libros, no olvidaré nunca, que en sus descripciones de poder y en las prácticas que él describe, podía hacer cosas increíbles, y lograba que todo lo aprendido se manifestara en un momento específico que él llamaba, "conciencia acrecentada".

En uno de esos momentos de consciencia acrecentada, en relación con esa red invisible que abarca todo el universo, Carlos Castaneda mencionaba ver, como salían de todas partes incluyendo de las piedras, como rayos láser, que se esparcen en todas direcciones diagramando una red, esta evidencia me puso muy contento ya que esta experiencia en un momento de consciencia acrecentada describía una red, al igual que las experiencias hindúes, narradas anteriormente.

Estas experiencias, solo se podían lograr en un momento de poder, ya sea a través de la meditación e Iluminación en el contexto veda e hindú, y en el otro caso el Chamanismo de Carlos Castaneda, que tenía la capacidad de adentrarse en otras dimensiones.

Pues a toda esta evidencia que solo se puede encontrar en un plano álmico y espiritual y que de seguro habrá más evidencia en ese nivel, añadiremos otra evidencia, pero a través del Fractalismo Científico.

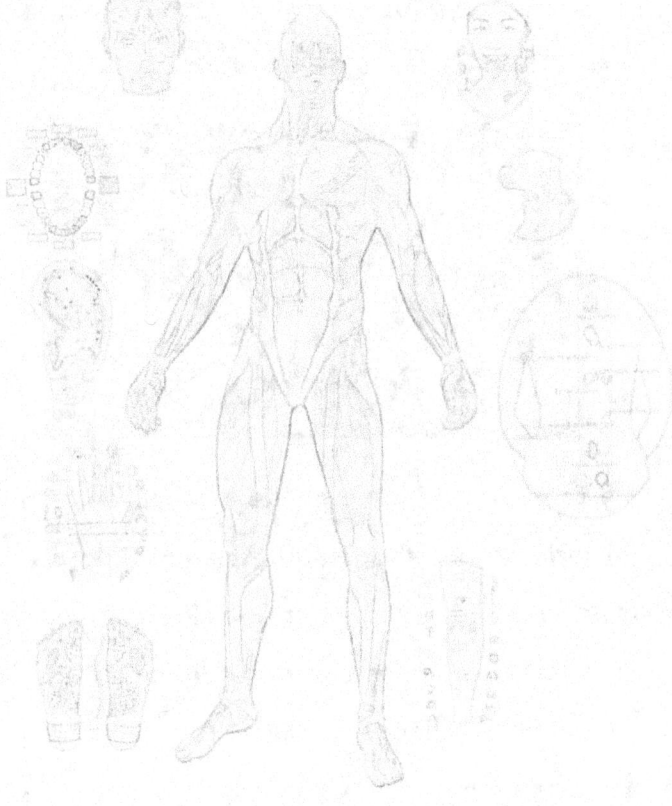

CAPÍTULO 24

"La Red de Indra es un Fractal en Mayor escala de nuestro sistema Neuronal"

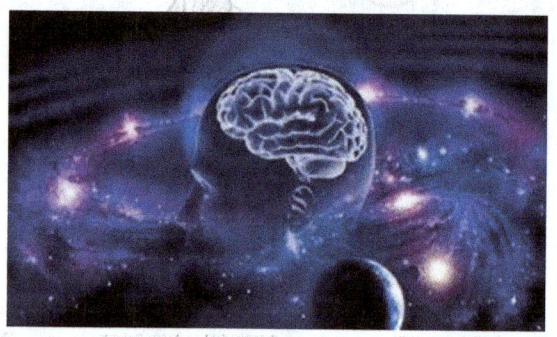

E s este el principio que puede a cabalidad, explicar el misterio de que todo está interconectado, ya hemos logrado explicar cómo se crea la vida en el universo en uno de los capítulos anteriores, dejando obsoleto la teoría de la cosmología moderna sustentado en el Big Bang, también presumo que, si hay Universos dentro de otros Universos, determinar el principio de la creación del universo, con la herramientas de la física y potentes telescopios, observando al universo en sí y el comportamientos de los fenómenos cósmicos como lo son por ejemplo los agujeros negros, que también tiene capacidades gravitatorias al tener el poder de absorber materia y comprimirla, estos también cuando se encuentran y se atraen, al chocar producen una gran explosión.

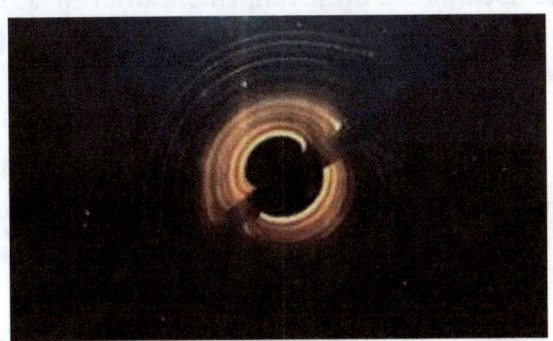

Ahora hay otra teoría, por supuesto más curiosa y limitada que la otra. Por supuesto esta jactancia, es la misma que se disfruta al ver a los niños experimentando con sus juguetes.

¿Por qué el Big Bang no fue una gran explosión?

Desde esta perspectiva, el Big Bang no es la explosión y expansión de la materia que se aleja por un universo vacío, sino la extensión del tiempo y el espacio. Su expansión hace que aumente la distancia física entre dos puntos fijos del universo.

Como se observa, esta contradicción desdice la teoría inicial de que el Big Bang, dejando claramente, que aún le falta material de comprobación para sostener una u otra teoría.

Así mismo, ridiculizamos aquella teoría implícitamente establecida en el sistema de creencias de la humanidad, respecto a la creación, el cual se presume que somos la única especie en el universo. Debido al temor de acciones y represalias por parte del grupo de poder mundial de la ciencia que dice qué investigar, y qué no.

Es ya de conocimiento sobre las represalias contra los que se animen hacer lo contrario, ya que, eso solo le compete a seguridad nacional. Es un sistema dictatorial en las sombras, ¡¡¡no investiguen sobre el particular o aténgase a las consecuencias!!! Y esto va para todos los campos, en especial el de la salud.

Una teoría que no puede admitir, que existen otras razas en el universo, está condenada a fracasar permanentemente.

He explicado ya, cual puede haber sido la fuente de que muchas razas existentes en nuestro planeta puedan haberse concebido inicialmente en otro planeta, antes de su destrucción y cuyas partículas o meteoritos con su ADN, llegaron a la tierra desde hace muchos miles de años atrás, hasta la actualidad que siguen apareciendo especies nuevas, producto de un ADN de otro planeta que, una vez llegado a la tierra, se acondiciona a nuestra ambientalidad. Los mismos científicos al descubrir que en los meteoritos cumplen un papel de espermatozoides, se está confirmando según la teoría de Fractalismo Científico que, por el principio de correspondencia, "así como es abajo, también es arriba". "El Sistema de Reproducción humano, en cuanto a su funcionamiento, es un fractal en menor escala, que el sistema de vida que se crea en el Universo".

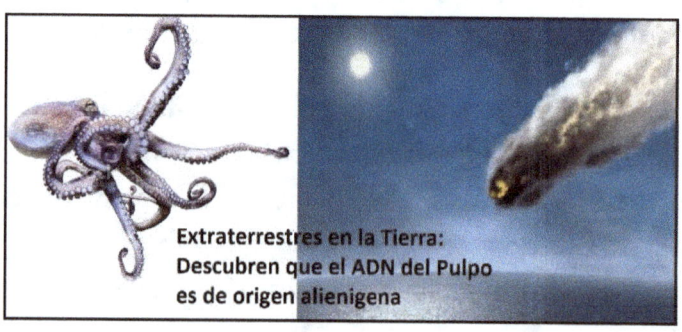

Extraterrestres en la Tierra: Descubren que el ADN del Pulpo es de origen alienígena

CAPÍTULO 25

Teoría de la Inteconexión - Métodos de comprobación

Como autor de este libro considero que es la parte más importante del mismo, ya que el método a utilizar para reforzar esta teoría tiene que ser puesta en la práctica y está a su vez, pueda confirmarse en resultados en un laboratorio clínico, antes, durante y después de la aplicación del método.

La Kinesiología como Lenguaje Corporal

El Fractalismo Científico sostiene que, los seres humanos somos como un mapa, un manual para entender el universo, como ya lo he diagramado.

La relación funcional del Sistema Reproductor humano con la de los meteoritos como espermatozoides fecundando planetas que cumplen la función de óvulos.

Como también la Red del universo (red de Indra), como se relaciona con la función de nuestra red neuronal.

En este ámbito de la función de la red neuronal del sistema nervioso, sabemos qué a través de este sistema, podemos movilizar nuestro cuerpo a través de los impulsos eléctricos que produce el cerebro y son las neuronas a través de sus axones, que sin tocarse lo producen.

Teniendo en cuenta este principio, la teoría del Fractalismo Científico, sostiene que, por el principio de correspondencia, así como es arriba es abajo "El Sistema de la red que interconecta el universo llamado por los vedas "La Red de Indra", es un fractal en mayor escala de la red neuronal humana.

Por el principio de correspondencia, si la red neuronal del ser humano tiene la capacidad de conectarse con todo el cuerpo a través de los impulsos eléctricos, así mismo también, los seres humanos tienen la capacidad de conectarse a través de la red de Indra con otros seres humanos a distancia, y es a través de la supraconciencia, un término descrito por el doctor Manuel Sans en la primera parte del libro.

Un aspecto que refuerza la siguiente conclusión:

En cuanto a este principio de que estamos interconectados, se puede explicar ya, con la evidencia de que las personas son curadas a distancia.

Otro medio de explicación del porque es posible Interconectarnos

Ya expuse los diferentes estudios y experimentos científicos que se hicieron respecto a este tema en la primera parte, para dejar sentado que esta capacidad del ser humano de interconectarse con otras personas es posible comprobarlo a nivel científico y acallar las opiniones discordantes que no colaboran en cambiar nuestro actual estado de disfuncionalidad como sociedad, ya que este principio de estar interconctados, también influye en los actos y estos también nos afectan a todos.

Ya esta confirmado por la ciencia que esto de la interconexión es posible pero también existe otra prueba que confirma que lo estamos y en esta prueba no se necesita un laboratorio para explicarlo, mas bien este procedimiento que trataremos a continuación es una cualidad inherente que cualquier persona podría acceder como el mismo derecho que se tiene para hablar o para pensar y manifestarse como se hace con el arte en general.

Exploremos el medio (Kinesiología).

La Kinesiología en el área de salud es el nombre que se le da a la capacidad que tiene el cuerpo a manifestarse a través de un lenguaje corporal inherente en el ser humano, a diferencia de la Kinesiología fisioterapéutica, esta Kinesiología se encuentra en el ámbito de los reflejos.

Es una técnica que funciona mediante el estimulo mental a través de preguntas sean mentales o audibles, presenciales o a distancias, esto es posible a través de nuestra mente supraconciente y éste a tavés del movimiento, sea presencial con el acortamiento de un miembro inferior o con un pendulo a distancia.

Técnicamente es un sistema que utiliza la prueba Muscular como mecanismo de información a nivel presencial, en este nivel sirve para confirmar lo que también se puede hacer a distancia.

En la Terapia del Biomagnetismo, por ejemplo, el iniciado lo primero que aprende es conectarse con su paciente y dicha conexión se manifiesta a través de un acortamiento de uno de los miembros inferiores cerca de unos 2 centímetros en relación con la otra pierna.

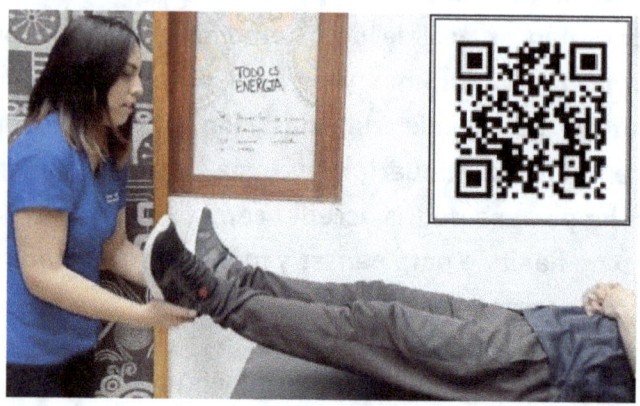

Este reflejo es un lenguaje que el terapeuta interpreta como un sí, de la misma manera, ese mismo efecto se manifiesta cuando uno coloca un imán en alguna zona en disfunción.

Por ejemplo, en el caso del Coronavirus, el reservorio se encuentra en la zona pélvica específicamente en la zona de la Uretra, pues una forma de comprobar que uno tiene el coronavirus activo pero asintomático, es comprobar que la pierna derecha del paciente se acorta cuando se coloca un iman de polaridad negativa sobre la zona.

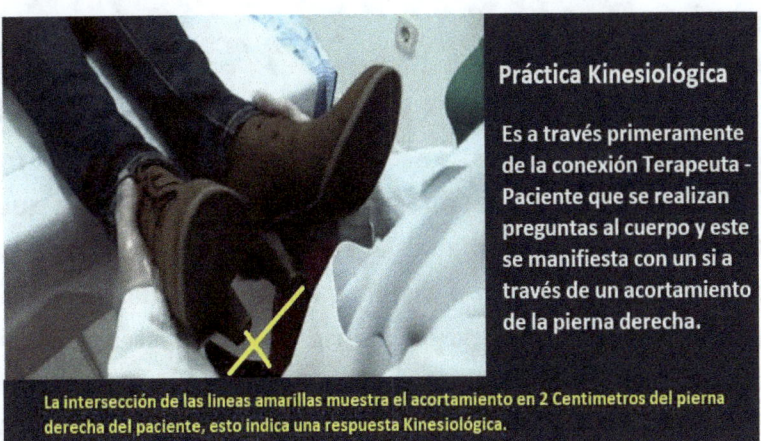

Práctica Kinesiológica

Es a través primeramente de la conexión Terapeuta - Paciente que se realizan preguntas al cuerpo y este se manifiesta con un si a través de un acortamiento de la pierna derecha.

La intersección de las lineas amarillas muestra el acortamiento en 2 Centimetros del pierna derecha del paciente, esto indica una respuesta Kinesiológica.

Este procedimiento se llama Kinesiología, que no es otra cosa que la manifestación expresiva del cuerpo, una especie de sabiduría interna manifestándose, cual médico interno informando que puntos en su organismo están activos o en disfunción.

¿Cuál es el procedimiento de pasar del tratamiento presencial al tratamiento a distancia?

En la práctica en mis inicios, pude ser asistente de un terapeuta experimentado que ya no trabajaba con los pies, sino que presencialmente trabajaba con un péndulo, este método es tan efectivo como el protocolo sosteniendo los pies, solo hay que aprender a conectarse con uno mismo a través de un péndulo.

Pues así empecé practicando y comencé a utilizar el péndulo combinandolo simultáneamente con los pies y siempre llegaba a la misma conclusión, pierna acortada, péndulo girando. Con el tiempo y la confianza de la confirmación que nunca se contradecía, comencé a experimentar lo que me enseñaba respecto a que, en este ámbito, de la conexión con el paciente presencialmente, se podría también hacerse a distancia, y así lo hago hace 10 años.

La conexión con el paciente a distancia se realiza literalmente a través de la conexión de nuestras mentes Supraconsciente que se interconectan usando la matriz que es la red del universo llamada la red de Indra. Es decir, ahora conocemos que nuestro sistema nervioso actúa no solamente internamente regulando las funciones de nuestro organismo y permitir que nos podamos mover a voluntad, sino que también tiene la capacidad de proyectarse externamente a nivel sutil.

Concluyendo con la siguiente afirmación. Si mi sistema de red neuronal tiene la capacidad interna de dar ordenes tanto para regular las funciones involuntarias como las voluntarias a conciencia, pues como mi sistema neuronal siendo un fractal en menor escala de la red del universo, en correspondencia lo que hago concientemente es conectar mi red neuronal a la matriz, su fractal mayor para conectarme con mis pacientes. Esto ya ha sido explicado en la primera parte por la física cuántica con experimentos, solo que ahora lo estoy explicando a través de la Teoría del Fractalismo Científico.

La Red de la Vida

Tambien existe otro órgano que conforma el sistema de redes vasculares que mantiene la vida en el ser humano y es la red del sistema vascular, si estiramos todos los vasos sanguíneos del cuerpo humano y los atamos en un hilo largo, entonces la longitud de este hilo será de aproximadamente 100.000 kilómetros.

Para ser más claro, la longitud del ecuador de la tierra es de 40 000 kilómetros. Resulta que el "hilo" de los vasos de solo una persona puede abrazar todo el planeta 2.5 veces, esta definción lo encontré en un periódico de medicina virtual.

Si esta red vascular transporta la sangre, el liquido esencial de vida de un ser humano, entonces este órgano y su función, ¿Qué papel correspondiente tendría estos dos elementos en el universo?

Pues esta es una forma de dejar a los lectores una fuente de inspiración para meditar y un cuestionamiento que amerita una respuesta coherente con esta teoría y así mismo para cada órgano que falta considerar aquí, entonces, ¿Cuáles serían sus repectivas representaciones en el universo?

Les dejo un acertijo, si la tierra es un fractal también del universo como un ser vivo, lo relativo al sistema de redes sanguíneas que se describe en un pasaje del Libro perdido de Enki ¿por qué elemento estaría representado?, y lo curioso es que ese elemento no está en nuestra sangre, como lo están los demás minerales.

CAPÍTULO 26

Incredulidad o Inconsciencia

Durante la pandemia del coronavirus se ofreció ayuda para el tratamiento del virus a un grupo de trabajo durante la segunda vuelta a favor del ahora derrocado expresidente Pedro Castillo, sin éxito.

También apoyé a un candidato en una campaña política reciente en la comunidad de mi distrito, para tener la oportunidad de llevar a cabo este proyecto en beneficio de la comunidad, mas cuando salió electo, su error fue remitirme al médico jefe de su gerencia, por lo que tomé la decisión de dedicar más tiempo a escribir este libro ya que el alcalde no calculo el celo profesional de aquel médico. Estas son algunas de las muchas razones por las que decidí tomarme el tiempo de escribir este libro.

Aquí está la página web que diseñé para este propósito.

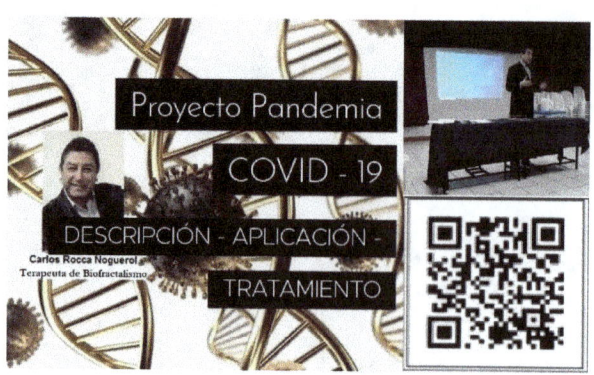

Procedimiento Kinesiológico

Despues de tener esas malas experiencias y consolarme con exponer este conocimiento a los lectores, se presenta el medio por lo cual se puede demostrar la eficacia de la terapia.

Con respecto a la respuesta Kinesiológica, voy a exponer 2 ejemplos de cómo se podría comprobar esta característica inherente en el ser humano, que es la capacidad que tiene el cuerpo de comunicarse mediante este procedimiento, es una manifestación natural, pero desconocida para la mayoría.

Antes de explicar el procedimiento, no dejaré de mencionar que hay diversas técnicas kinesiológicas, el biomagnetismo trabaja sosteniendo los pies, otros terapeutas utilizan los brazos y cuando nos auto evaluamos utilizamos las manos juntas en cierta posición igualando los dedos pulgares, y cuando uno de ellos se retrae o encoge ante una pregunta se manifiesta la respuesta kinesiológica. Otros utilizan el balance corporal, empezando recto sobre sus dos pies, si siente al momento de la pregunta inclinarse hacia adelante, significa un sí, y él no corresponde a la inclinación contraria.

Yendo al tema, si en un auditorio con 1000 personas, se elige a una persona al azar y me pasaran su información estando sentada en la butaca como parte del auditorio, me conecto con la persona con sus datos y foto en mi mente, sin mencionar palabra alguna y preguntar por alguna disfunción, patógenos o Chakras desalineados, en todos los casos, me va dar varios puntos activos, pues una vez conseguidos y registrados en un papel, se invita a la persona seleccionada, a que pase adelante y se disponga a echarse en una camilla, para que mediante la colocación de un imán en las zonas encontradas, se puedan confirmar en la persona que los puntos encontrados, se reflejen en la voluntaria tanto con el pendulo como con la respuesta kinesiológica de acortamiento de la pierna.

Otro ejemplo que podría darse para demostrar la existencia del patrón de interconexión sería, el que otra voluntaria que no esté en el auditorio, sino más bien a la distancia de una llamada, con el mismo procedimiento pueda demostrar una vez mas que las evaluaciones terapéuticas se pueden hacer a distancia y obtener la información de su estado antes de una consulta presencial. Este procedimiento también se puede hacer por Zoom por ejemplo con asistentes en Europa, por ejemplo.

En el caso del covid con todas sus variantes el reservorio principal como mencioné se encuentra en la parte pélvica en la zona de la Uretra.

Con este sistema se puede determinar cuántos han tenido el Coronavirus de la siguiente manera.

De 20 personas, sin que el terapeuta sepa quienes son, se determina que 5 de ellos han tenido el coronavirus. El terapeuta con solo colocar el imán negativo en la zona de la uretra puede determinar cuáles son las 5 personas que tuvieron covid.

Esta manifestación corporal es tan precisa y efectiva, que no hay lugar para el error, ya que el cuerpo mismo se está manifestando. Esta técnica, es tan precisa e infalible, que se puede tratar enfermedades desde un aspecto etiológico, a diferencia de la medicina moderna que solo trata síntomas.

Un ejemplo de la importancia de esta terapia en comparación con lo limitado de la medicina moderna es el tratamiento del covid.

Por la falta de conocimiento y práctica en el tema de disfunciones por parte de la medicina convencional, muchos médicos lastimosamente han muerto atendiendo pacientes de covid.

En la variante Delta, que fue la más agresiva de las variantes, las tormentas de citoquinas, era el causante de la inflamación generalizada de todo el sistema respiratorio, para los que sufrieron este episodio en sí mismos y en su familia entenderán qué, muchos aún con medicamentos terminaron entubados por la baja saturación que presentaban, y en ese estado sin poderse recuperar, muchos no pudieron sobrevivir.

En este escenario, la medicina moderna quedó en desventaja ante tal agravante, porque nunca pudieron enfocarse en los problemas disfuncionales.

En el caso del ataque del covid, la alteración del proceso químico de los inhibidores de coagulación producidos por el covid 19, se ha determinado que la hiperproducción de la citocina causante de los fenómenos inflamatorios y trombóticos las produce el Timo entrando por consiguiente en una disfunción permanente y mientras el Virus no sea neutralizado o despolarizado, como es lo que se logra con la terapia del Biofractalismo médico en segundos, el virus seguirá atacando el Timo.

Muestra del Tratamiento de Disfunciones

Aquí una muestra solo en el tratamiento de la disfunción del Timo y sus respectivas combinaciones que utilicé para el tratamiento del Covid-19

Timo - Hígado (problemas cardíacos, tensión en el pecho),

Timo - Apéndice (mejora la producción de glóbulos blancos y eleva los linfocitos y coordinación hormonal, estimula el sistema inmune),

Timo - Bazo (Poliglobulia, mejora la oxigenación, recuperar surfactante que lubrica alveolos bronquiales, reduce la presión del pulmón, desintoxica vías respiratorias de tóxicos., despeja cuadros bronquiales por ahogo o falta de aire.

Timo – Bulbo Raquídeo (Insuficiencia ventilatoria),

Timo - Cardias (afecta Bronquios y Pulmones - abscesos, baja glóbulos blancos)

Timo - Suprarrenales (Armoniza las hormonas).

Aparte del timo, también se trata el Bazo, que sirve como un aspirador.

Bazo – Pulmón (Generalmente pulmón izquierdo. El bazo va a absorber el agua o hemorragia que exista en el pulmón, como si fuera un aspirador.)

Bazo - Timo (Poliglobulia. Mejorar la oxigenación, recuperar surfactante que lubrica alveolos bronquiales. Reduce la presión en el pulmón, mejora su oxigenación. Desintoxica vías respiratorias de fumigantes o tóxicos. Despeja cuadros bronquiales por ahogos o falta de aire. Par especial surfactante pulmonar. Autismo.)

Bazo – Duodeno (Leucemia verdadera. Trastornos de la médula. (90%) consecuencias de Brucelosis. Problemas pulmonares. Anemias. Pérdida de peso. Eructos, náuseas, vómito, hepatopatía, vértigo, dismenorrea, problemas con la lactancia. Alteraciones dolorosas del abdomen.)

Bazo – Esternón (Enfisema, médula ósea, anemia, para una mejor ventilación. disfunciones del estómago, problemas cardiacos funcionales, congestión pulmonar, vómitos lácteos en los niños de pecho.)

Bazo – Hígado (Hepatitis, falsa Leucemia. Anemia. Brucelosis o Fiebre de Malta. Problemas respiratorios y hepáticos. Sobrepeso y somnolencia. aborto, Problemas Ginecológicos. Problemas Gastrointestinales, Sudoración. Azoospermia. Adenoma hipofisario.)

Bazo – Riñón izquierdo (Hepatitis I. Leucemia Verdadera. Anemia. Brucelosis o Fiebre de Malta. Problemas pulmonares, respiratorios y hepáticos. Sobrepeso y somnolencia. aborto, Problemas Ginecológicos. Problemas Gastrointestinales, Sudoración, Azoospermia.)

Bazo – Vejiga (Diarreas, náusea, vómito, dolor cabeza sin temperatura, se quita sola, Amibiasis, Cefalea, Enterocolitis, Piel urticaria por amebas. Se notifican casos clínicos de diarreas crónicas o enterocolitis o urticarias asociadas a su presencia. Es una ameba enana.)

Lo mencionado aquí, es parte del tratamiento solo de insuficiencia respiratoria, ya que hay otros síntomas que también tienen su respectivo protocolo de tratamiento. ¡Pero esto no tiene respaldo científico!, dirán algunos, si usted a leído esta primera parte, verá que es una muletilla que se utiliza, para ocultar la ignorancia existente en la mayoría de las personas por la falta de difusión.

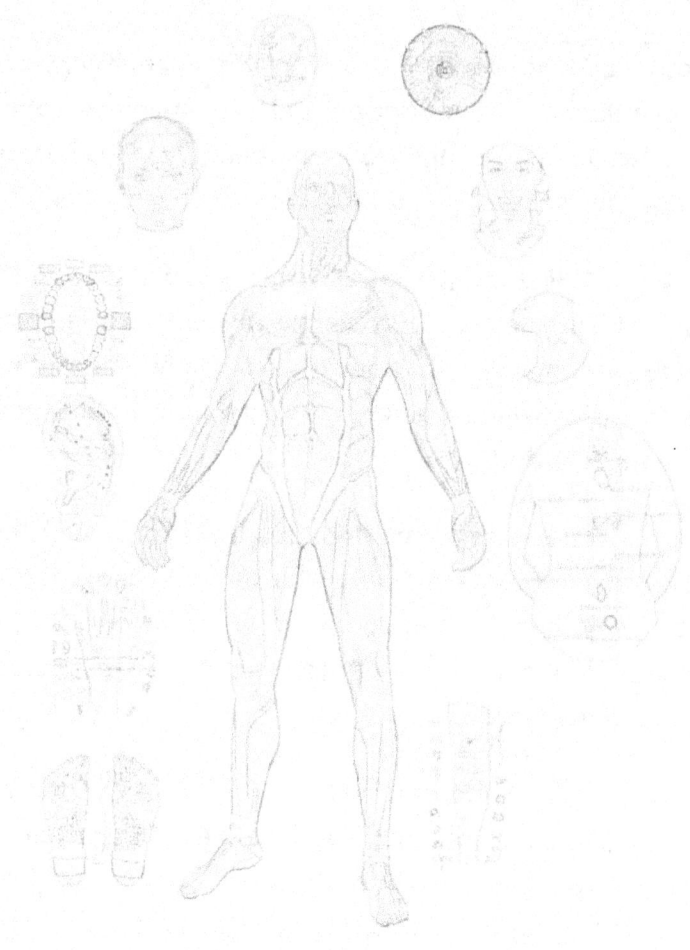

CAPÍTULO 27

BIOFRACTALISMO MÉDICO

Nace una nueva Terapia

"El Biofractalismo Médico"

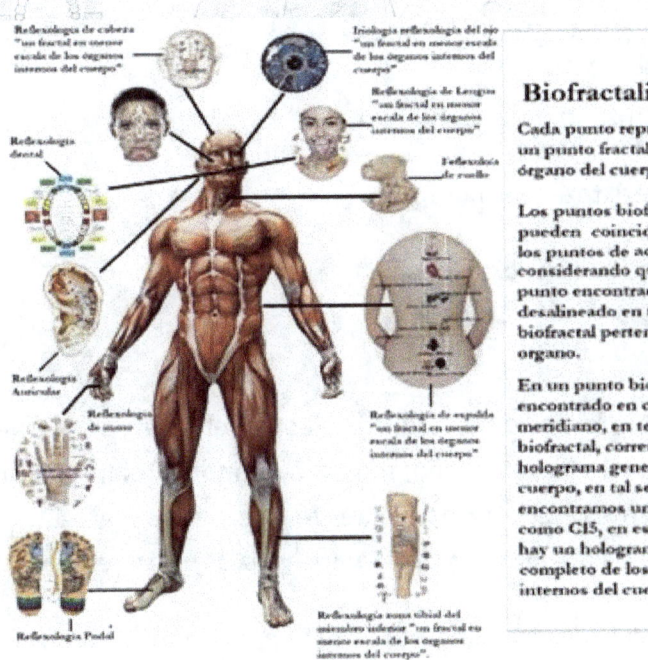

Biofractalismo

Cada punto representa un punto fractal de algún órgano del cuerpo.

Los puntos biofractales, pueden coincidir con los puntos de acupuntura, considerando que un punto encontrado desalineado en terminos biofractal pertenece a un organo.

En un punto biofractal encontrado en cualquier meridiano, en terminos biofractal, corresponde al holograma general del cuerpo, en tal sentido si encontramos un punto como C15, en ese punto hay un holograma completo de los órganos internos del cuerpo.

En mis inicios como terapeuta de Biomagnetismo, en todas las sesiones presenciales usaba imanes en el tratamiento, luego al comenzar a realizar terapias a distancia, comencé a prescindir de estos.

Es cuando con los años, comencé a darme cuenta mediante la observación, que el tratamiento que hacía a distancia, lo hacía tratando un órgano a nivel de manipulación de frecuencias.

Las emociones emiten frecuencias

Las emociones emiten frecuencias, los médicos por lo menos ya saben que las emociones desalineadas afectan los órganos, aquí detallamos los efectos psicosomáticos que las produce.

La preocupación daña el cerebro

El miedo daña los Riñones

El Enfado daña tu hígado

La tristeza tus pulmones

El estrés tu corazón

La angustia El Estómago

Estas emociones logran afectar el cuerpo a través de frecuencias, y cada órgano, músculo, glándula, etc. Se componen de diferentes frecuencias, recuerde que somos materia sutil que proviene de la vibración de átomos y estos varían entre sí.

Royal Rife, un inventor norteamericano, descubrió en su laboratorio que los microorganismos tienen diferentes frecuencias, debido a sus estudios, se diseñó un dispositivo electrónico con selectores de frecuencia llamado Zapper, este aparato, tiene un manual de frecuencias por patógenos y enfermedades, pues, es a través de este estudio que se puede confirmar que los patógenos tienen frecuencias diferentes.

En el caso de los órganos principales que sería el holograma de partida, podemos determinar los demás fractales en menor escala que se encuentren dentro del cuerpo humano.

Un punto de cualquier meridiano descrita en cualquier atlas o gráfico de acupuntura determina un fractal de los órganos internos del cuerpo en menor escala, ya explicado anteriormente.

De este enunciado, se desprende de que cualquier punto que se encuentre activo en el cuerpo, este va a determinar el fractal de algún órgano en disfunción.

Primero el Biomagnetismo Médico luego el Biofractalismo Médico, así empecé como terapeuta de Biomagnetismo tratando pacientes, para después tomar el curso de medicina alternativa donde me enseñaron la acupuntura, moxibuxión y las diferentes Relexologías. Con el tiempo comencé a cambiar mi perspectiva de tratamiento conforme avanzaba en experiencia, dándome cuenta que había pares que se repetían en el mismo lugar y pidiendo sabiduría y respuestas a esas interrogante, pude dar con esta nueva terapia y respaldada por una teoría que ya la tenía en cuenta, solo faltaba el eslabon perdido para unificarlas y eso es lo que les presento en este libro.

En cuanto a las diferencias entre una terapia y otra para hacerla simple, mientras que en el tratamiento del Papiloma Viru se utilizan desd 4 a 6 pares de imanes, en el Biofractalismo médico se utilizan mas de 48 pares Biofractales, como verán en los siguientes ejemplos.

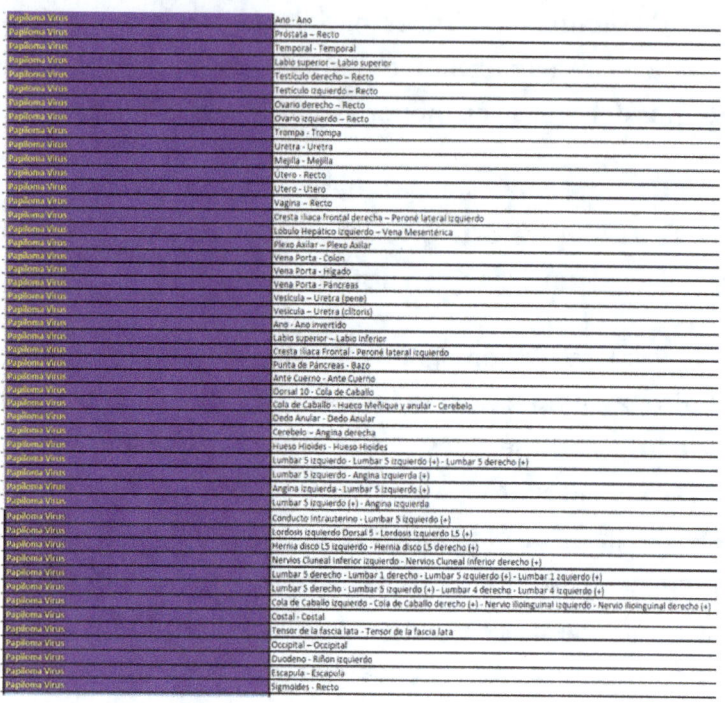

ANO	Ano - Testículo izquierdo		ESPECIAL ECUADOR	Hemorroides: Asociado con Nervio Vago Izq - Colon Sigmoides		
	Ano - Ano	Horizontal, a los lados del esfínter anal. A los lados del pliegue interglúteo, se colocan horizontales	Papiloma Virus	PELVIS. Condilomas sobre todo en la mujer. Ca cervix. Ca. Prostático. Miomas (asociado con lepra. Escapula). Transmisión sexual. Checar también prostata - recto	Virus	Chequear Prostata Recto (Papiloma) y Trompa - Trompa. Uretra - Uretra

Como se puede apreciar en este manual de Biomagnetismo médico solo se recomienda revisar 4 pares para el Papiloma Humano.

Papiloma Virus	Ano - Ano
Papiloma Virus	Próstata - Recto
Papiloma Virus	Temporal - Temporal
Papiloma Virus	Labio superior – Labio superior
Papiloma Virus	Testículo derecho – Recto
Papiloma Virus	Testículo izquierdo – Recto
Papiloma Virus	Ovario derecho – Recto
Papiloma Virus	Ovario izquierdo – Recto
Papiloma Virus	Trompa - Trompa
Papiloma Virus	Uretra - Uretra
Papiloma Virus	Mejilla - Mejilla
Papiloma Virus	Utero - Recto
Papiloma Virus	Utero - Utero
Papiloma Virus	Vagina - Recto
Papiloma Virus	Cresta iliaca frontal derecha – Peroné lateral izquierdo
Papiloma Virus	Lóbulo Hepático izquierdo – Vena Mesentérica
Papiloma Virus	Plexo Axilar – Plexo Axilar
Papiloma Virus	Vena Porta - Colon
Papiloma Virus	Vena Porta - Hígado
Papiloma Virus	Vena Porta - Páncreas
Papiloma Virus	Vesícula – Uretra (pene)
Papiloma Virus	Vesícula – Uretra (clítoris)
Papiloma Virus	Ano - Ano invertido
Papiloma Virus	Labio superior – Labio Inferior
Papiloma Virus	Cresta Iliaca Frontal - Peroné lateral izquierdo
Papiloma Virus	Punta de Páncreas - Bazo
Papiloma Virus	Ante Cuerno - Ante Cuerno
Papiloma Virus	Dorsal 10 - Cola de Caballo
Papiloma Virus	Cola de Caballo - Hueco Mellique y anular - Cerebelo
Papiloma Virus	Dedo Anular - Dedo Anular
Papiloma Virus	Cerebelo - Angina derecha
Papiloma Virus	Hueso Hioides - Hueso Hioides
Papiloma Virus	Lumbar 5 izquierdo - Lumbar 5 izquierdo (+) - Lumbar 5 derecho (+)
Papiloma Virus	Lumbar 5 izquierdo - Angina 5 izquierda (+)
Papiloma Virus	Angina izquierda - Lumbar 5 izquierdo (+)
Papiloma Virus	Lumbar 5 izquierdo (+) - Angina izquierda
Papiloma Virus	Conducto Intrauterino - Lumbar 5 izquierdo (+)
Papiloma Virus	Lordosis izquierdo Dorsal 5 - Lordosis izquierdo L5 (+)
Papiloma Virus	Hernia disco L5 izquierdo - Hernia disco L5 derecho (+)
Papiloma Virus	Nervios Cluneal Inferior izquierdo - Nervios Cluneal Inferior derecho (+)
Papiloma Virus	Lumbar 5 derecho - Lumbar 1 derecho - Lumbar 5 izquierdo (+) - Lumbar 1 izquierdo (+)
Papiloma Virus	Lumbar 5 derecho - Lumbar 5 izquierdo (+) - Lumbar 4 derecho - Lumbar 4 izquierdo (+)
Papiloma Virus	Cola de Caballo izquierdo - Cola de Caballo derecho (+) - Nervio ilioinguinal izquierdo - Nervio ilioinguinal derecho (+)
Papiloma Virus	Costal - Costal
Papiloma Virus	Tensor de la fascia lata - Tensor de la fascia lata
Papiloma Virus	Occipital – Occipital
Papiloma Virus	Duodeno - Riñon izquierdo
Papiloma Virus	Escapula - Escapula
Papiloma Virus	Sigmoides - Recto

Pares Biofractales para el Papiloma Virus

Una base de datos integrada al ser

Una de las cosas que integre a mi capacidad terapéutica, es la de poder integrar la totalidad de la base de datos encontrada en los pacientes, ¿Cómo sucedió esto?

El trabajo de terapeuta demanda esfuerzo e imaginarme

depolarizar 48 pares uno en uno, no solo demandaba tiempo sino que era agotador, así que pedi a mis amados seres de luz que me ayudaran en ese tema y les pedi coherentemente que se me permitieran despolarizar todos los pares con una sola orden, y así ocurrió, fortaleciendo mas mi convicción sobre el tema de que todo está interconectado y lo que había hecho era solo aplicarlo y este fue otro de los motivos por lo que me decidí escribir un libro para compartir lo que era imposible de concebir.

Nunca he tenido tanta coherencia en mi vida como lo que estoy experimentando hoy escribiendo estas líneas.

Mi propósito es procurar la unidad, y llevar a cabo la difícil tarea de armonizar pacientemente con la diversidad de ideologías y creencias que las personas puedan tener.

CAPÍTULO 28

El Universo se Expande

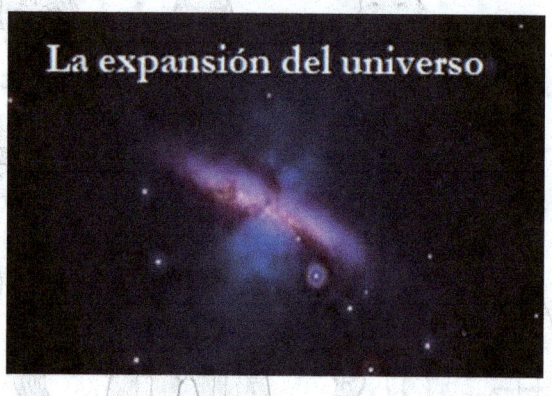

La expansión del universo

Los científicos sostienen que el universo se expande y esto por supuesto del supuesto Big Bang que trata de explicar ridículamente el punto de inicio, más en cuanto a sus investigaciones siguen confirmando que el universo se expande. Para poder entender ese aspecto utilizaremos nuevamente el mapa que provee el Fractalismo Científico.

En cuanto a la evidencia de que el universo sigue en expansión y conforme a la teoría del Fractalismo Científico, así como es arriba, es abajo, también se debe de reflejar de alguna manera en el ser humano. Recordando siempre que este libro inédito está presentando una teoría por observación, para que los físicos y científicos puedan canalizar sus estudios e investigaciones con esta guía que pueden servirles como un manual o mapa.

Según Abraham Hicks, en cuanto a su tema relacionado la importancia del sentimiento, en la creación de tu realidad externa, un enunciado manifiesta la capacidad que tienen los sentimientos, sean buenos o malos en expandirse.

Cada emoción negativa es acerca de que me expando más de lo que me he permitido ser y eso es debido a lo que estoy observando, y cada emoción positiva es debido a esa expansión y el fluir en ella pensando acerca de júbilo, amor y apreciación.

¿Y cómo se siente y se piensa acerca del aburrimiento?, ¿cómo se siente el enojo y la frustración?, lo que es y lo que esto es".

En este estado de expansión de nuestros sentimientos, uno de los aspectos de cómo crear nuestra realidad externa, es a través del trabajo interno.

Otra dirección del principio de la correspondencia, "así como es adentro así es afuera y como es afuera así es adentro", la tenemos también con otro referente como Brian Tracy, con la Psicología del éxito

Para un individuo su mundo exterior es un espejo de lo que refleja lo que está pasando en su mundo interior.

Está determinado directamente por lo que ocurre en su mente, lo que ocurre en sus relaciones es el ejemplo más perfecto, porque cuando se siente bien por dentro sus relaciones fluyen suavemente, si se siente negativo o estresado dentro, sus relaciones se empobrecen, las relaciones son el reflejo espejo, imagen de la calidad de su propia personalidad, puede decir cuál saludable es su personalidad viendo las relaciones a su alrededor, su riqueza es algo muy importante, el nivel de riqueza financiera, el nivel de comodidad que tenga, está en relación directa con lo que tiene en mente en términos de pensamiento y preparación, para lograr riqueza y afluencia, si desea tener más éxito fuera, necesita tener más éxito dentro, y entre más trabaje en el interior que es la única parte de toda su vida que puede controlar entre más trabaje en el interior más rápidamente cambiará su mundo externo.

El gran error en la vida y la razón por la que muchos son infelices es porque la mayoría trata de cambiar el mundo externo que no pueden controlar y dejan el mundo interno abandonado, es como si tratara de hacer que un automóvil corriera mucho mejor lavando su carrocería, puliendo su exterior y cambiando los neumáticos.

Debe ponerse a trabajar en los asuntos internos, al cambiar su mente al cambiar lo que ocurre dentro, cambia lo que ocurre fuera.

Hace muchos años Conant Nightingale el gran filósofo de éxito, despertó a medianoche con una cita que cambió su vida y la vida de millones más y que se amolda a todas estas leyes de las que estamos hablando, simplemente es esto: "nos convertimos en lo que pensamos".

Nos convertimos en lo que pensamos como lo único que puede controlar ese pensamiento, si cambia lo que está pensando sobre usted, comenzará a cambiar su realidad, si cambia lo que espera, si cambia lo que cree, si cambia sus pensamientos predominantes y cambia sus trabajos internos, comenzará a atraer hacia la vida personas, circunstancias, eventos oportunidades y con todo esto cambian sus pensamientos la razón por la que las personas no tienen éxito es porque piensan en fracasos o fallas.

Otra línea que es muy importante es todas las causas son mentales, vivimos en un universo mental, todas las causas son mentales, si desea cambiar su universo debe cambiar su mentalidad y esto nos lleva a la línea más importante de todas simplemente es esta, si cambia su modo de pensar cambia su pensamiento cambia su vida.

Como es adentro es afuera, cambia tu forma de pensar y crearás otra realidad.

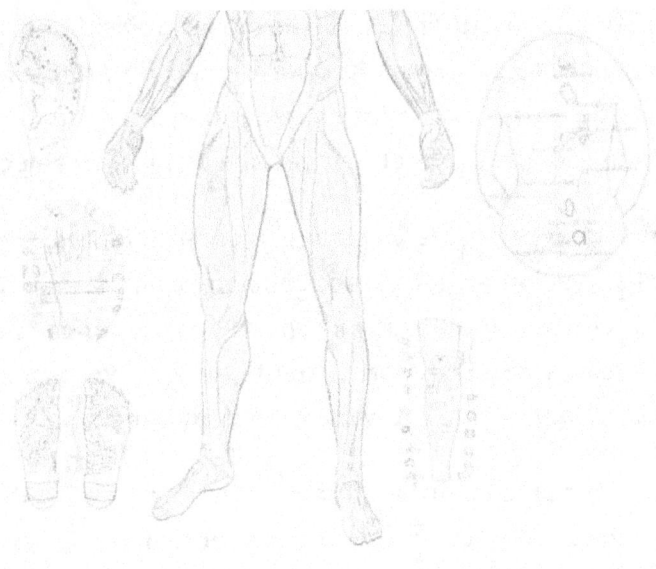

CAPÍTULO 29

Los Beneficios adquiridos mediante la obsevación

La expansión se puede dar en muchos niveles de nuestra vida, es la lógica, estudias más y sabrás más, y muchas personas copian y pegan, los enunciados y aportes de otra persona, es natural y es la forma establecida en nuestra sociedad, pocos nos damos la oportunidad de ser creativos, a diferencia del arte y la música en general, que es pura creación, pocos somos lo que exploramos más allá de lo ya establecido.

En esta aventura de plasmar mis conocimientos adquiridos por la observación en este libro, conceptos aún no descritos se han plasmado aquí y como se ha expandido este conocimiento en mi labor terapéutica es impresionante, ya que yo mismo estoy sorprendido, que lo que estoy contando aquí, se cumple.

En anteriores líneas, explicaba, cómo podía encontrar más puntos Biofractales de algún órgano desalineado, que como explique, no necesariamente, tiene que ser el holograma principal, esto es el mismo órgano y como al encontrar más pares complementarios en los pacientes, incrementar no solamente la base de datos, sino la posibilidad de que en algún momento en una sola sesión se trate ese problema permanentemente, como es el caso del virus del Papiloma Humano, que los médicos, dicen que es incurable.

Después de este libro puede haber un segundo libro, ya que aún no he decidido si el material a compartir para las enseñanzas debe ser publicado, ya que sólo aquellos que lean este libro tendrán esa oportunidad.

A través del método que pretendo compartir, las personas tendrán la oportunidad de aprender esta técnica, este libro será uno de los últimos esfuerzos realizados en pro de la humanidad, antes de que se nos imponga la era del Transhumanismo, donde nos veremos obligados a complementarnos con la tecnología integrada a nuestro cuerpo, sometiéndonos a dejar de ser parte de ser seres multidimensionales, aspecto que muchos desconocen en la actualidad.

Esta segunda obra será un manual práctico de los contenidos de la nueva terapia para la humanidad "biofractalismo médico" que se enseñará a quienes deseen pertenecer a la comunidad de fractalistas.

Si a estas alturas no has leído el libro, habrás comprendido que la formación de un grupo de masa crítica consciente de que, para crear tu realidad, tendrás que ser consciente de que siempre hemos estado interconectados y de que todo lo que buscamos, lo conseguimos por misericordia, pero no en sincronía. Es a través de la sincronía con los otros fractalistas que se inician, es que nuestra salud, economía y sobre todo nuestro crecimiento espiritual se sincronizarán a través de la elevación de nuestra frecuencia vibratoria que se alineará con la frecuencia del universo.

Como seres individuales tenemos algo de lo que el otro

carece, a unos les va bien con el dinero, pero no con la salud, otros tienen salud, mas no consiguen el éxito que esperaban y no prosperan, la perfección nos ha sido prohibida aparentemente para que también dependamos de los demás, pues las pruebas son parte de la evolución y son necesarias para tal fin, quizás esta definción solo este en línea con el consuelo ya que muchos, han probado de todo como yo, y sin ningún resultado, pero también es una realidad que hasta ahora hemos estado viviendo separados, sin considerar los beneficios de estar conscientes interconectados, para crear realidad mediante la sincronización.

¿No será que la sincronización de almas concientes interconectadas, el código, la llave, el camino para cambiar nuestra realidad?

¿Seguira con su vida limitada?, o apostará por esta lógica universal, respladado por el principio de correpondencia "así como es Arriba es abajo"

Para la iniciación y participación en la comunidad, tienen el e-mail: el fractalismocientifico@gmail.com

Primera reunión de zoom el 1 de mayo, las próximas reuniones de harán los últimos domingos de cada mes:

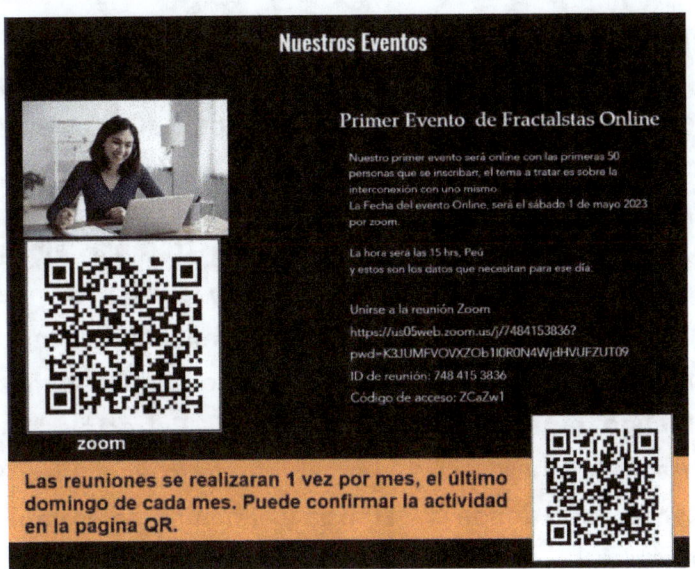

Interconexión – Tiempo - Distancia

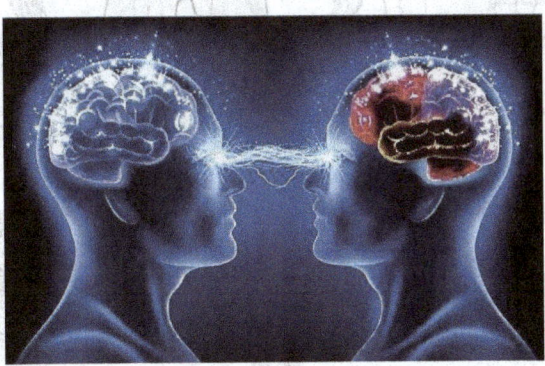

En cuanto al tiempo y distancia de conectarme con un paciente en Europa, por ejemplo, digo que es inmediato. Ya este tema se a tratado en la primera parte.

Pues qué conclusión en el tema de expansión de habilidades pude sacar en todo este tiempo de utilizar la red del universo para conectarme y tratar a distancia, un aspecto de su lógica es que, no existe distancia por más larga que sea que pueda impedir que pueda lograr el mismo resultado que como si estuviera tratando presencialmente a un paciente.

El saber que podía desarrollar las terapias sin que haya impedimento alguno, donde el tiempo y la distancia no contaba, empecé a pensar, que si en el tratamiento convencional de protocolo de tratar punto por punto individualmente y el tremendo trabajo que era tratar 50 pares Biofractales, comencé a pensar con coherencia, y al preguntarme lo siguiente: "Si puedo hacer terapias donde la distancia y el tiempo no es impedimento para curar y si a eso le sumo de que si todo está interconectado, entonces, si los pares Biofrecuenciales son de la misma frecuencia, si a aplico la lógica de que si, son de la misma frecuencia y están interconectados, entonces, con una sola orden, puedo despolarizar todos los 50 pares Biofractales a la vez.

Y así puede comprobar una vez más como se confirmaba que el principio de que estamos interconectados se podía aplicar en la terapia.

Pues que más se desprende de esto, para los que la ven.

Que, si de la misma manera puedo despolarizar 50 pares Biofractales, con una sola orden, entonces podría hacer lo mismo en un auditorio.

Digamos, si solo en un auditorio se congregaran toda persona que tuvieran alguno de los virus incurables para la ciencia médica, con este criterio se podría despolarizar con una sola orden, todos los pares Biofrecuenciales de las 20 o 30 personas que se hayan congregado para este fin, y esto porque estamos interconnectados.

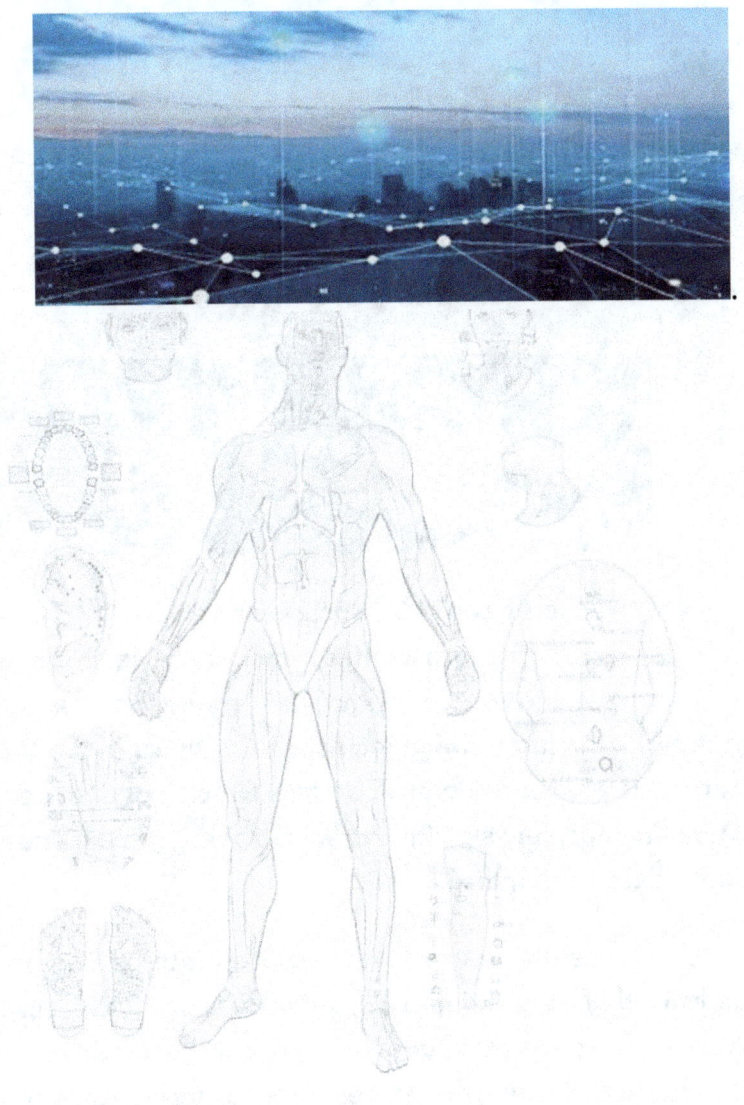

CAPITULO 30

El Timo y el Universo

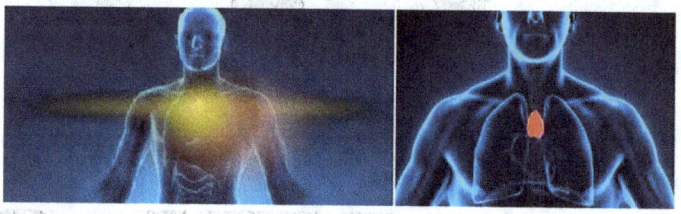

De acuerdo con el Dr. Roch, conferencista internacional, coach y neurocientífico mexicano de la conducta, sostiene que el timo es un órgano del sistema inmunitario, en forma de glándula que se ubica a la altura del pecho y que era conocido en la antigua Grecia por el origen de la palabra Thymos, que significa corazón o alma. "Yo digo que es el corazón del alma", indicó.

El timo es una glándula de secreción interna que no todo mundo la tiene encendida o en actividad, porque necesita un voltaje 48 Hertz, esa frecuencia requiere coherencia de vida y solo una persona que actúa, piensa y es como lo que piensa, es y actúa, empieza a elevar su voltaje hasta que llega a activar la zona más sabía que tenemos... mientras que la mente que miente funciona a un voltaje de 12 Hertz", apuntó el experto, también Licenciado en Ciencias Religiosas por el Instituto de Ciencias Religiosas incorporado a la ULSA y Pedagogo de la Normal de Querétaro.

En su más reciente libro titulado "El Timo: Fábrica de Milagros", el especialista con más de 30 años de experiencia y con un doctorado en Filosofía del Comportamiento Humano de Newport University California, descubre como el timo "es el creador del voltaje energético con el que funcionan" y en donde "se encuentra la parte eterna del ser humano, se encuentra el espíritu".

El contenido de sus páginas es la exposición de su definición, su función milagrosa y la manera cómo podrías activarlo en ti.

Cada capítulo es una invitación a que descubras el poder de esta fuerza vital, que la uses para hacer una mejor lectura de la realidad y en función de ello contribuir con tu bienestar y el de la humanidad. En esencia es una propuesta para todas aquellas personas que quieran dar el brinco de lo posible a lo imposible.

El protagonista de este libro es el timo, la glándula que nos protege. El contenido de sus páginas es la exposición de su definición, su función milagrosa y la manera cómo podrías activarlo en ti. Es una reflexión sobre hombres extraordinarios que conectaron con su timo, asimismo sobre los pensamientos dominantes que nos presiden. Cada capítulo es una invitación a que descubras el poder de esta fuerza vital, que la uses para hacer una mejor lectura de la realidad y en función de ello contribuir con tu bienestar y el de la humanidad. En esencia es una propuesta para todas aquellas personas que quieran dar el brinco de lo posible a lo imposible. Debes saberlo, esta obra no es de carácter intelectual, es pragmática, física, mental y espiritual, así como el timo.

En el budismo ¿Qué representa el Chakra Cardíaco?

Según esta teoría, el Chakra cardíaco, considerado fuente energética de unión y compasión, podría tener más que ver con el timo que con el corazón, y es en este, el Chakra cardíaco, donde según las enseñanzas budistas, se da el pasaje del estado animal al estado humano. Si queremos, podemos ejercitar el timo para aumentar su producción de bienestar y felicidad.

A continuación, os detallamos dos sencillos ejercicios para practicar por la mañana al levantarse o en la noche antes de acostarse:

a) De pie, las rodillas ligeramente dobladas, (la distancia entre los píes debe ser la misma de los hombros).

Ponga el peso del cuerpo sobre los dedos y no sobre el talón y mantenga toda la musculatura relajada.

b) Cierre cualquiera de las manos y comience a dar golpecitos continuados con los nudillos de los dedos en el centro del pecho marcando el siguiente ritmo: Uno fuerte y dos débiles.

Siga haciéndolo entre 3 y 5 minutos, respirando tranquilamente, mientras observa la vibración producida en toda la región torácica. Por ejemplo, 20 toques por la mañana y 20 por la noche.

El ejercicio estará atrayendo la sangre y la energía hacia el timo, haciéndolo crecer en vitalidad y beneficiando también los pulmones, corazón, bronquios y garganta, o sea, llenando el pecho de algo que ya era suyo y solo estaba aguardando una mirada de reconocimiento para transformarse en coraje, calma y nutrición emocional. En resumidas cuentas, el timo representa el bienestar interno del organismo ya que es la glándula, que controla el sistema inmune, y evita que la flora bacteriana se descontrole.

Cuando por ejemplo hay juegos sexuales, la bacteria Proteus Mirabilis que se encuentra tanto en el sistema digestivo y urinario, cuando esta bacteria se multiplica, por el cambio de fluidos contaminados de aquellas zonas erógenas, viven las infecciones urinarias, porque el sistema inmune no pudo controlar el exceso de estas. Por eso se sostiene que la glándula brinda bienestar en una forma integral, tanto física, y funcionalmente controlando patógenos y lo espiritual porque te conecta con el universo.

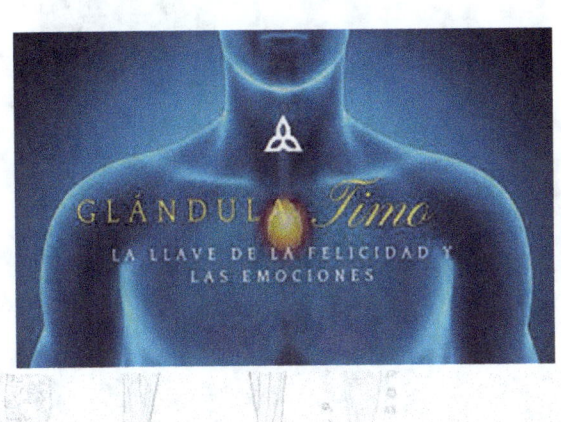

CAPÍTULO 31

Soy un Fractal de un Alma Cocreadora

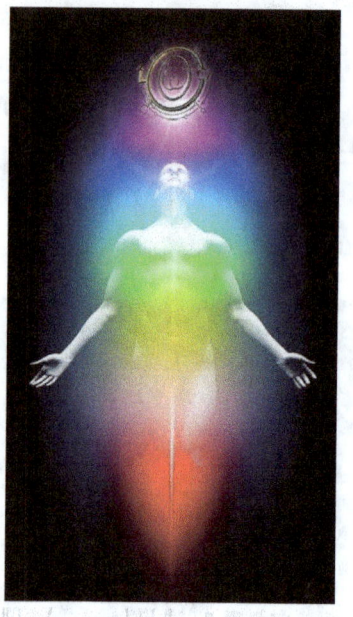

Después de ir comprobando, la relación fractal entre el cuerpo humano y el universo, en el plano álmico, también tiene su relación fractal.

Escuche en más de una vez, sobre los fractales de alma, pero quien lo definió mejor, fue Rodrigo Romo, un brasilero, que se le ha permitido recordar sus 8 millones de años de vida extraterrestre, pues él y sus temas juntamente con sus terapias de sanidad con la ayuda de comando de cura cuántica como la orden Santa Esmeralda. En una de sus conferencias escuche, que existen en el universo, Monadas y supra monadas, cuyo concepto es el siguiente:

Las Supra Mónadas son aglomerados de energía de materia y antimateria, antes que se haya formado la galaxia, que se han desdoblado en varias dimensiones y estados materiales y conciénciales hasta nuestro nivel material humano. Estos desdoblamientos se dan a través de las Mónadas, que por su vez se desdoblan en Yo Soy y después en Fractales o Almas, que es el proceso de evolución dimensional. En esta configuración, sostiene que un Alma cocreadora con capacidad de crear universos y galaxias, tiene la capacidad de desfragmentarse entre 25 a 125 fractales de alma y explicaba que un alma cocreadora, no puede morar en un cuerpo biológico, ya que al igual que un aparato electrónico como un televisor, no puede conectarse directamente a una hidroeléctrica, sino a las subestaciones que ya regulan el flujo a través de transformadores, de igual manera un alma cocreadora, para experimentar evolución en una dimensión 3d, tiene que ser a través de una parte un fractal de él, por eso y debido a que somos un fractal de un alma cocreadora, yo tengo la misma capacidad creadora de mi alma fractal mayor, y esa es mi posición frente a lo establecido como la religión, que te condiciona a ser parte de su religión salvadora, cuando por contraste, entendiendo el principio fractal que se ha presentado aquí, conforme a la ley así como es arriba es abajo, tu alma es un fractal de un alma mayor con capacidad de creación, de igual forma usted, es parte de un alma cocreadora con capacidad de crear su propia realidad.

Entendiendo este principio, y todo los demás que se

presentó aquí en este libro, usted debe de concluir, que este sistema le ha mentido, los políticos, le han mentido, usted no es una víctima, sino un ser a imagen y semejanza de lo que hay arriba y no es condicional, porque usted es parte de un fractal de un alma cocreadora, y que no le digan lo contrario, usted tiene la capacidad de cambiar su realidad, aquí le dimos un mapa, para que se guíe, deje de ser víctima y empiece por esforzarse a investigar cómo puede crear su propia realidad, parte del manual está aquí, y el resto está en ti.

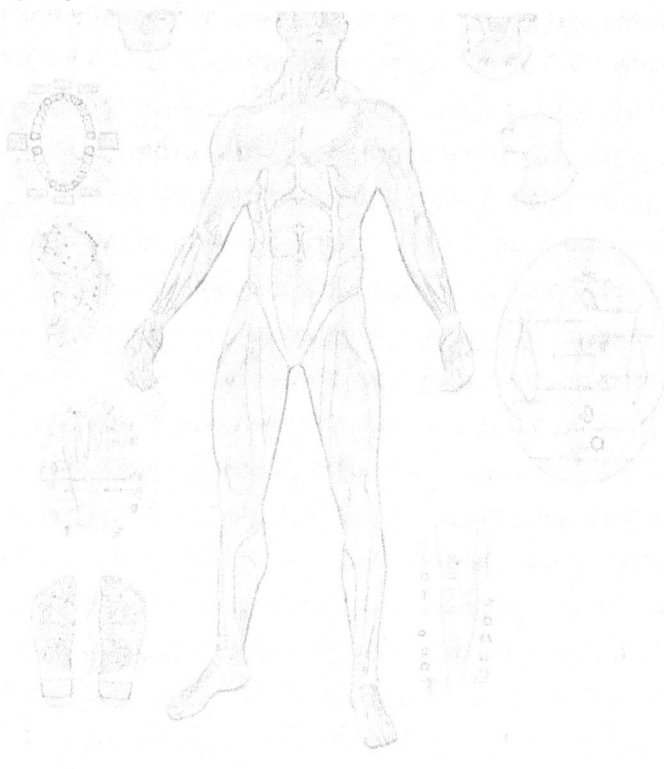

Recomendaciones

Solo les comentaré algo que me resonó muy a la altura de cierta circunstancia, y es que, hay muchas personas que han sucumbido ante los efectos dañinos y esclavizantes de ciertas sustancias como son el alcohol y la drogas.

Estas personas cuando llegan invitadas a un grupo espiritual, por ejemplo, las expectativas de los congregantes es que dicha persona con el tiempo se mantenga sin consumir ninguna sustancia, y cuando recae la actitud de la congregación cambia completamente, porque creen que es cuestión de decisión, más en el sufrir de aquella persona, muchas veces se retiran de la congregación, uno porque no se creen dignos y otra porque sienten que no pueden.

Pues en esta reflexión, escuche que es inhumano pretender exigir a una persona en semejante situación de dependencia, que pueda por sí solo salirse o liberarse de ese estado en que está inmerso. Pues lo que escuche vino de alguna de esas filosofías orientales donde presenta técnicas para lograr metas. Osho por ejemplo tiene 120 técnicas para alcanzar la iluminación. Pues a eso hacía referencia de que, es inhumano decirle a un alcohólico o a un cocainómano, que deje lo que consume así porque sí, mediante su fuerza de voluntad, porque ninguna persona puede lograrlo a no ser que lo haga mediante una técnica.

Esa referencia nos hace ver con claridad, que la situación de desidia y falta de interés del ser humano por cosas que le conviene y no lo sabe, considerando además la diversidad de obligaciones que tiene, quitándole el poco tiempo que le queda durante el día, sumado a la causa principal que muchos desconocen, sobre el nivel de programación a la que están inmersos, pues mediante técnicas, sean libros de ayuda, ejercicios de repetición y cuanto material puedan adquirir para salir de ese estado, de seguro que cuando vayan tomando conciencia de su nueva realidad, pueden darse con la sorpresa de comenzar a ser sensible a estar siendo asistidos por seres de luz que han estado allí siempre, empiecen a dedicar un poco más de tiempo a estas cosas, que al celular, que es una herramienta de programación de los tantas formas que hay.

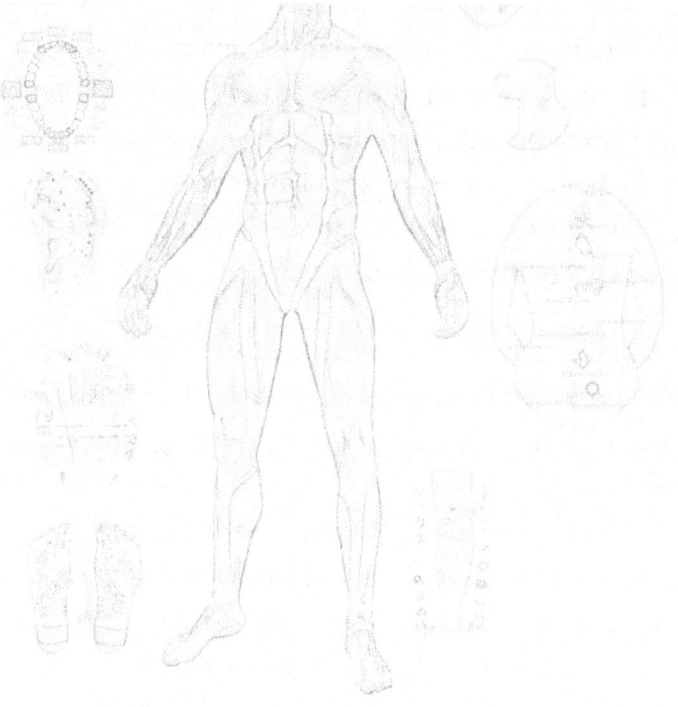

La Iniciación de Biofractalistas

E ste libro y la información que se ha compartido tienen la intención de iniciar a las personas que lo deseen en el campo de la curación a través del manejo de frecuencias.

El aprendiz debe estar conciente de que los canales que va a utilizar, son extenciones de usted mismo como un fractal del universo, el concimiento que usted adquirió aquí, le va servir para afianzarse en conocimiento consciente de lo que usted realmente es, debido a eso mi intención es compartir esta nueva terapia con las personas que lo deseen y llevarlos a un estado de despertar y a la posibilidad de prescindir de un sistema de salud que no cura, sino con un sistema médico que solo tratan síntomas, más no tratan disfunciones.

El método de iniciación puede ser a través de un segundo libro, una página web, o a través de reuniones por zoom, les recuerdo que los interesados deben escribir al correo: elfractalismocientifico@gmail.com

El iniciado debe aprender a conectarse consigo mismo, a través de una respuesta Kinesiológica y una herramienta de radiestesia como es el péndulo.

A través de la práctica podrán lograr la sanación a distancia, dominar el uso de las frecuencias internas del cuerpo, la conexión con otra persona utilizando la Red Indra a través de su mente superconsciente.

Una red que es una extensión de su red neuronal, que puede usar para conectarse con el resto del mundo.

Hay una gran diferencia entre el Biofractalismo y otras ramas, ya sean médicas o terapéuticas, por ejemplo, la Acupuntura usa agujas en sus terapias, el Biomagnetismo y la Magnetoterapia usan imanes, y no olvidemos a los médicos con sus farmacos.

En nuestro caso, no necesitamos usar ningún material, solo la capacidad de transmutar o cambiar el enfoque del uso de frecuencias emocionales.

En otras palabras, estás usando frecuencias cuando te enfermas psicosomáticamente por estrés, miedo, ira, porque lamentablemente el sistema está diseñado para autodestruirnos, pero ahora transmutarás, canalizarás esa energía de frecuencia de otra manera, cambiando tu enfoque. y saber quién eres realmente.

En conclusión, si la mayoría utilizan sus frecuencias emocionales, para hacerse daño (efecto Psicosomático), entonces usted ya está capacitado para manejar frecuencias.

El propósito de este libro es cambiar su enfoque, y para lograrlo tiene que comprender lo que presenta este libro.

Para hacerle un ayudamemoria de lo que leyó hasta aquí, voy a volver a mencionar los 7 principios que debe de regir nuestras vidas, pero ahora bajo otra óptica.

Primero tiene que evaluar a conciencia el contenido del libro, si para usted es una Utopía y entiéndase por Utopía las siguientes definiciones.

La Utopía entiende dos cosas:

1. En primer lugar, el plan, proyecto, doctrina o sistema deseables que parecen de muy difícil de realizar.

2. En segundo lugar, la representación imaginativa de una sociedad futura de características favorecedoras del bien humano, esto es, una sociedad tan perfecta e idealizada que es prácticamente imposible llegar a ella.

Es por la misma condición humana y su acción perniciosa, que sería imposible lograrlo.

Pero nuestro proyecto de comunidd podría dejar de ser una Utopía si entendemos el principio de lo que puede lograr un grupo que conformen una masa critica.

¿Y como se podría lograr eso?

El principio de correspondencia uno de los 7 principios herméticos del Kybalión, tiene un enunciado que sirve como un patrón o guía a seguir, un manual que indica cual es el procedimiento para seguir.

De los 7 principios del Kybalion hay otros principios como el de correspondencia, y estos son el principio de causa y efecto y el principio mentalismo, estos 3 principios encuadran dentro del ámbito de la participación humana.

Pero sin embargo hay otros principios que se comportan como leyes que son inamovibles como el principio de polaridad, vibración, ritmo y genero este último principio no está siendo tomado con coherencia, ya que el tema de la homosexualidad de las personas no se está tomando como debe de tomarse.

El sentir – sentimiento (sea porque una violación los ubicó en otra dimensión, o hubo un corto circuito bioquímico que les aumentó o disminuyo las hormonas, o por pocesión de larvas astrales), sea la razón que fuera, no se debe de perder el enfoque de ese principio, la ley de género establece 2 generos, será hombre y será mujer, eso es coherencia, no se puede alterar ese principio mas que en nuestra mente, ese sentimento esta dentro del principio de mentalismo, no del género.

Lo mismo sucede con el principio de correspondencia, "Así como es Arriba es Abajo", no hay coherencia cuando en las comunidades ni organizaciones no hay unidad.

Tomaremos como ejemplo a las organizaciones más cercanas a los principios espirituales, no consideran el principio de que estamos interconectados, la variedad de denominaciones, las etiquetas de que son sectas, de donde proviene esos calificativos, ¿no son de otras organizaciones compuestas por personas que no están interconectadas? El estado de interconexión es permanente, y al igual que el principio de género, esos principios no varian, y no estamos aliniamos coherentemente con el universo para crear realidad que es lo que esta comunidad busca, lo demás dependerá de usted.

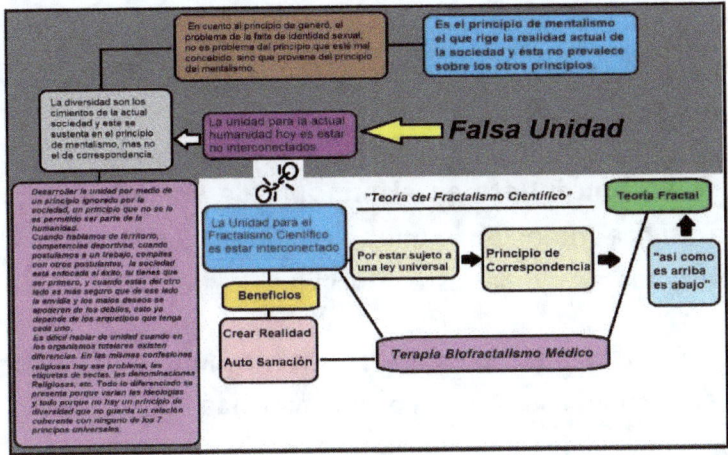

Muchos años pertenecí a la iglesia evangélica y aprendí lo que se llama cobertura angelical.

Pues bien, por revelación en una sesión de registros akáshicos, me dijeron que estoy asistido por una cobertura de miles de seres de luz, que estarán a mi disposición cuando se requiera.

Y me preguntaba inocentemente por qué tantos, ahora entiendo que es para asistirlos.

Me encantaría que se involucraran terapeutas, psíquicos, para fortalecernos en la unidad y la asistencia, para que, en sincronía, nuestras áreas débiles se alineen con las de los fuertes y las áreas fuertes se alineen con las de los débiles.

Seguro que tendrá mucho que aportar en este grupo.

Hay síndromes que vienen de personalidades desalineadas con el principio de unidad, y hay personas que no aguantan que dominen temas que no conocen, eso pasa en todos los ámbitos del desarrollo personal, el yo puedo, el yo único, el yo que involucra al ego profesional y este aspecto, al no estar dentro de nuestros sistemas de creencias, nos será difícil aceptarlo de alguien que no haya sido tú.

Solo concéntrate en el principio de unidad que se debe lograr, si has entendido lo que se explica aquí en este libro, no lo ignores, no transgredas este principio.

¿Estamos interconectados o no?, si aún no lo a asimilado siga su camino, ese ya es su problema y nadie va a decidirse por usted.

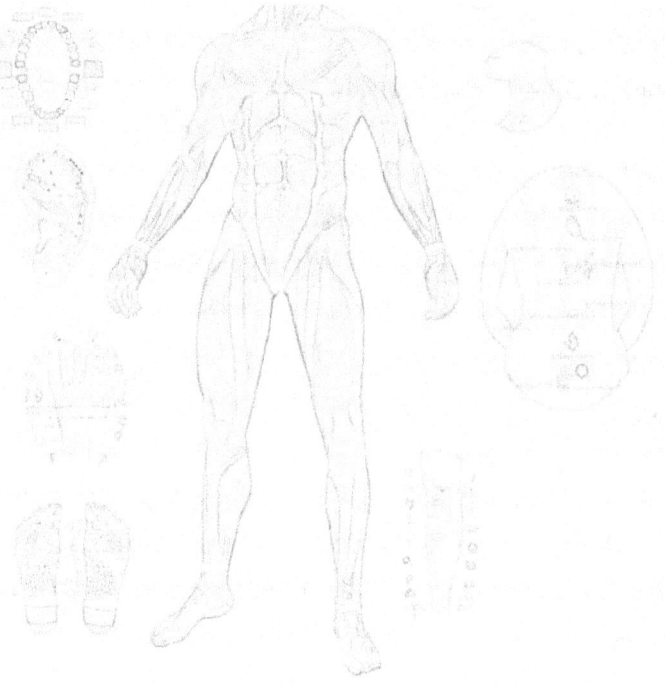

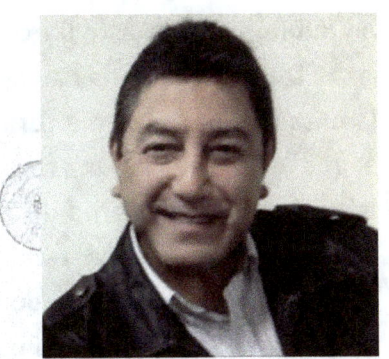

ACERCA DEL AUTOR
Carlos Rocca Noguerol

No soy escritor, ni egresado de Harvard, mucho menos físico nuclear, ni una mente brillante como la de Einstein, soy simplemente un observador dentro del campo de estudio y práctica de las terapias alternativas.

La verdadera identidad de una persona está en considerar lo eterno y su proceso de evolución, creo que estamos en una realidad artificial en una matrix donde se experimenta una densidad compleja y donde los verdaderos jugadores o seres con propósito somos pocos y el otro grupo denominados los NPC, simplemente son personas programadas puestas para participar en el juego.

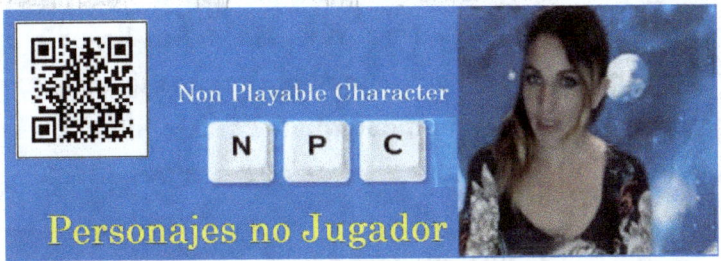

En mi vida terrenal representé dos veces a mi país en el atletismo.

Tuve la oportunidad de ir a la universidad por un tiempo, pero agradezco al profesor que truncó mi carrera, de lo contrario no hubiera escrito este libro.

Durante 12 años trabajé en una fábrica textil, de los cuales la mitad de los años me formé como mecánico textil, tiempo en el que ya estaba con una carga familiar, hasta que en los 90 con el terrorismo y el gobierno de Fujimori la empresa quebró.

En esa época también me dediqué al negocio de la confección, descapitalizándome por un préstamo que le hice a un familiar que nunca lo pudo pagar.

Eran tiempos difíciles para muchas personas, en ese momento comencé a asistir a la iglesia evangélica, y con el paso de los años mi relación matrimonial se rompió luego de 19 años.

Al cabo de un tiempo conocí a Ana María quien me introdujo en el ámbito político, experiencia que ya he detallado en capítulos anteriores.

Durante esos años en la arena política juramenté como Teninte gobernador de mi distrito, y posteriormente como autoridad fui invitado a formar parte de un organismo internacional como Embajador por la paz.

Después de unos años más comencé con las llamadas terapias alternativas, comenzando como Terapeuta en Biomagnetismo, también estudié medicina alternativa, acupuntura, Reflexología, moxibuxion, hasta llegar a crear mi propia terapia, el Biofractalismo Médico, una terapia que espero compartir con una comunidad que ha entendido lo que significa Unidad, desde el punto de vista de que estamos interconectados.

Aquí hay algunas imágenes y fotos de 2005 relacionadas con el proyecto político.

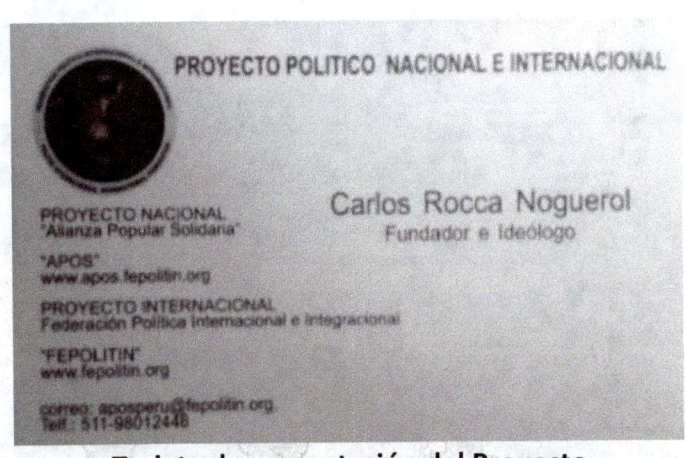

Tarjeta de presentación del Proyecto

N°	CÓDIGO LISTA	NOMBRE DE LA ORGANIZACIÓN POLÍTICA	FECHA DE VENTA	AÑO	D.N.I.	PROMOTOR
		REGISTRO DE VENTA DE KIT ELECTORAL DE ORGANIZACIONES POLÍTICAS DE ALCANCE NACIONAL — Año 2005				SECRETARÍA GENERAL - ONPE
1	PP00000581	"BENDICIÓN NACIONAL"	16-dic-05	2005	08894950	GERARDO GIESSLER LOPEZ QUIROZ
2	PP00000580	"PARTIDO DE LOS DEMOCRATAS"	14-dic-05	2005	17922170	ROSA AMELIA GALVEZ ROJAS
3	PP00000579	HONRADISMO	12-dic-05	2005	07295794	JUAN MARTIN TATAJE HUACHIN
4	PP00000578	PARTIDO AMAWTICO TUPAK KATARI	09-dic-05	2005	07520593	RAMCES ISIDRO PEREZ RODRIGUEZ
5	PP00000577	PARTIDO SOCIALISTA DEL PERU	30-nov-05	2005	07929828	EDUARDO ALEJANDRO CASTILLO ELIAS
6	PP00000576	PARTIDO SOCIALISTA DEMOCRÁTICO (PSD)	25-nov-05	2005	07256333	TEODORO TOVAR GONZALES
7	PP00000575	ACCIÓN REVOLUCIONARIA PARA LA DEMOCRACIA EN EL PERU (ARDE - PERÚ)	24-nov-05	2005	06096719	CARLOS ENRIQUE FERNANDEZ CHACON
8	PP00000574	AVANCE DEMOCRÁTICO NACIONAL (ADN)	18-nov-05	2005	06414298	CESAR LUIS CONTRERAS AGUILAR
9	PP00000573	ALIANZA REVOLUCIONARIA NACIONALISTA (ARENA)	16-nov-05	2005	09862848	EVARISTO EFRAIN CASTILLO ASTE
10	PP00000572	MOVIMIENTO DE LIBERACIÓN TAWANTINSUYU (M.L.T)	14-nov-05	2005	40893672	HELGA SUAREZ CLARK
11	PP00000569	SOLUCIÓN A LA POBREZA	03-nov-05	2005	06280276	EMILIO GONZALO KOO TOKURO
12	PP00000568	FRENTE NACIONAL DE TRABAJADORES Y CAMPESINOS - FRENATRACA	28-oct-05	2005	02405858	PEDRO ROGER CACERES BARRIONUEVO
13	PP00000567	PARTIDO REGIONALISTA (R)	28-oct-05	2005	08778596	ANDRES OSWALDO TINOCO RONDAN
14	PP00000566	PUEBLO CON FUTURO Y TRABAJO	14-oct-05	2005	08648009	AUGUSTO VEGA CORTEZ
15	PP00000565	TODO PERÚ	14-oct-05	2005	04212652	INOCENTE AYALA DE LA ROSA
16	PP00000571	PARTIDO POLÍTICO "SEGURIDAD Y DEMOCRACIA"	11-oct-05	2005	25427145	JORGE TOMAS VELASQUEZ SANTANDER
17	PP00000561	CONCERTACIÓN CIUDADANA	29-sep-05	2005	17936994	ROGER ANTONIO ALCANTARA PAREDES
18	PP00000560	PARTIDO POPULAR PERUANO PARA LA RE- DEMOCRACIA	23-sep-05	2005	18065322	ROSALVINA ORTIZ LAFITTE
19	PP00000559	PARTIDO SOCIALISTA REVOLUCIONARIO - PSR	21-sep-05	2005	06279527	VICTOR RAUL OLIVA MIGUEL
20	PP00000558	PARTIDO NACIONAL DEMÓCRATA	16-sep-05	2005	08914279	JUAN SANTIAGO LUIS
21	PP00000557	HIJOS DEL SOL	13-sep-05	2005	06436468	LORENZO FILOMENO COLQUI ARIAS
22	PP00000556	"ALIANZA POPULAR SOLIDARIA" "APOS"	13-sep-05	2005	08758314	CARLOS ALBERTO ROCCA NOGUEROL
23	PP00000555	MOVIMIENTO SOCIEDAD CIVIL	09-sep-05	2005	08225705	GLADYS COPARA BERNLY
24	PP00000554	PARTIDO POLÍTICO NACIONALISTA INKARRI TAWANTINSUYU	09-sep-05	2005	06738359	FRANCISCO MARQUEZ GUSGADO
25	PP00000553	FRENTE DE INTEGRACIÓN Y ACCIÓN SOCIAL - FIA	12-ago-05	2005	09457426	JUAN JOSE VALDIVIA GAYTUIRO
26	PP00000552	PAZ, UNION, TRABAJO, PERÚ	05-ago-05	2005	09088577	HUMBERTO PINAZO BELLA
27	PP00000551	PARTIDO ETNOCACERISTA PERUANO (PEP)	02-ago-05	2005	44123390	OLLANTA MOISES HUMALA TASSO
28	PP00000550	"PATRIA PARA TODOS"	01-ago-05	2005	06827273	OCTAVIO ALAGON HUAMANI
29	PP00000549	DEMOCRACIA Y TRANSPARENCIA	27-jul-05	2005	31664513	JULIO DAVID ALAMO GARCIA
30	PP00000548	"YO AL IGUAL QUE TU"	25-jul-05	2005	25472671	PERCY DANIEL ALBORNOZ LA ROSA
31	PP00000547	PARTIDO COMUNITARIO PERUANO	25-jul-05	2005	21257870	LUIS AMANCIO BOLUARTE NECOCHEA
32	PP00000546	PARTIDO CÍVICO MILITAR	21-jul-05	2005	09978132	LYDIA SILVA ALVAREZ
33	PP00000545	ACUERDO PERU	19-jul-05	2005	09241810	PABLO DANTE GARCIA SIFUENTES
34	PP00000544	MADRES DEL PERÚ SIN FRONTERAS	07-jul-05	2005	09519906	JORGE ALBERTO IDROGO ARRASCUE
35	PP00000543	UNIDOS POR LA FE	06-jul-05	2005	09070887	VICENTE DIAZ ARCE
36	PP00000542	FRENTE POLÍTICO DE LOS PUEBLOS DEL PERÚ "FPPP"	04-jul-05	2005	17844449	JAIME LUIS CHIHUALA PECHE
37	PP00000541	FRENTE AMPLIO NACIONAL PERU 2006- FAN PERÚ	04-jul-05	2005	09895206	DAVID JOSE PALPAN LUNA

Se compro un Kit electoral con el nombre de Alianza Popular Solidaria.

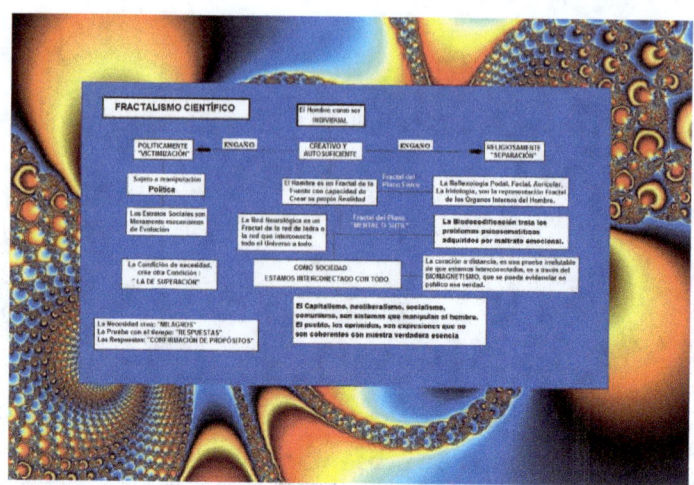

Un Recuadro de la representación del Fractalismo Político elaborado mucho antes que se concibiera el Biofractalismo Médico

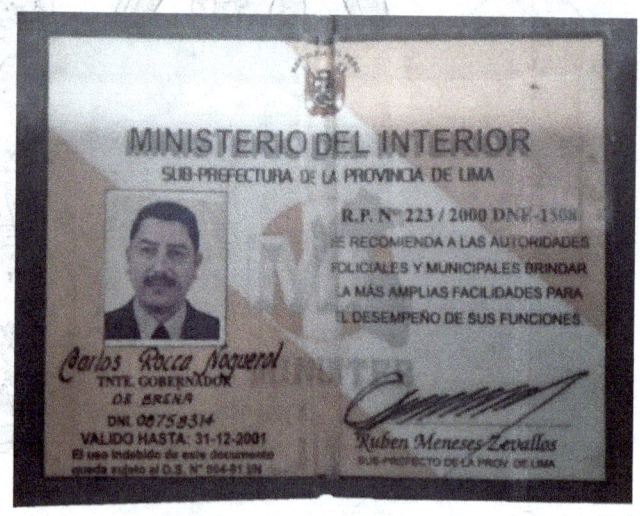

Un Carné de teniente gobernador

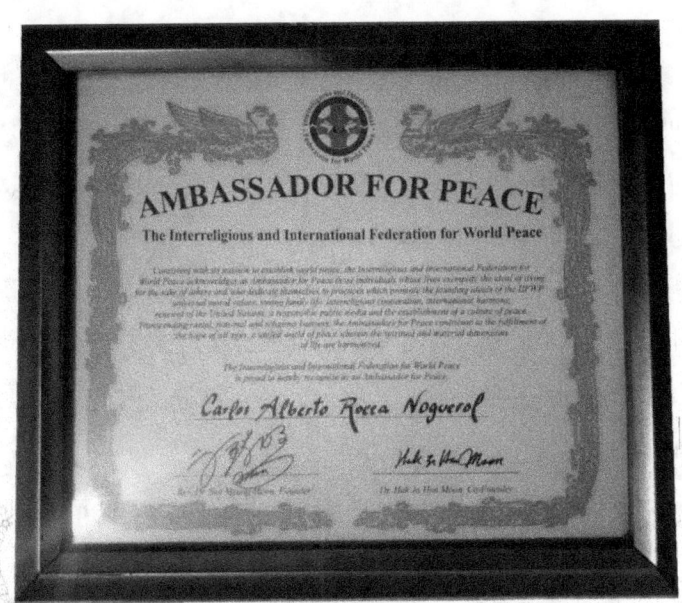

Un Diploma otorgado por la ahora UPF Federación por la Paz Universal

INDICE

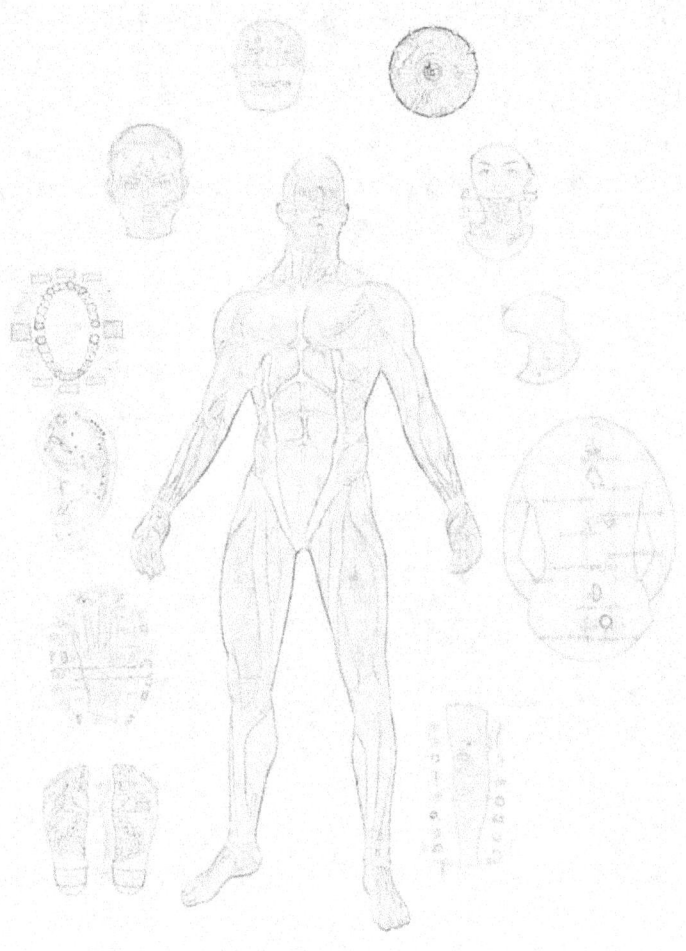